全国高等医学院校配套教材
基础医学复习纲要与强化训练
供临床、预防、基础、口腔、麻醉、影像、药学、检验、护理、中西医结合等专业用

医学遗传学

主　编　米力克扎提·巴吾东　夏米西努尔·伊力克
副主编　周　勇
编　委　（按姓氏拼音排序）
　　　　洪　玉
　　　　米力克扎提·巴吾东
　　　　吾齐昆·吐尔逊
　　　　夏米西努尔·伊力克
　　　　袁　芳
　　　　周　勇

科学出版社
北　京

内 容 简 介

医学遗传学是医学院校学生的一门重要医学基础课程。本书参考该课程教学大纲，由从事医学遗传学教学的教师在总结多年的教学体会的基础上编写。全书共分七章，每章由学习目标、重点内容、习题、参考答案，书末附有模拟试卷一套，内容全面、系统，重点突出，题量适宜，对系统复习医学遗传学的理论知识有很好的指导作用。

本书适合于医学院校本科生、专升本、大专生和研究生入学考试和教师教学辅助参考。

图书在版编目（CIP）数据

医学遗传学 / 米力克扎提·巴吾东，夏米西努尔·伊力克主编. —北京：科学出版社，2006

（全国高等医学院校配套教材. 基础医学复习纲要与强化训练）

ISBN 978-7-03-017945-6

Ⅰ. 医… Ⅱ. ①米… ②夏… Ⅲ. 医学遗传学-医学院校-教学参考资料 Ⅳ. R394

中国版本图书馆 CIP 数据核字（2006）第 100923 号

责任编辑：夏 宇 李国红 / 责任校对：赵燕珍
责任印制：张 伟 / 封面设计：黄 超

版权所有，违者必究。未经本社许可，数字图书馆不得使用

科学出版社 出版
北京东黄城根北街 16 号
邮政编码：100717
http://www.sciencep.com

北京厚诚则铭印刷科技有限公司 印刷
科学出版社发行 各地新华书店经销

*

2006 年 8 月第 一 版　　开本：787×1092　1/16
2017 年 3 月第四次印刷　　印张：11 1/2
字数：280 000

定价：39.80 元
（如有印装质量问题，我社负责调换）

前　言

医学遗传学主要是在人类遗传学的基础上研究人类病理性状的遗传规律、遗传的物质基础以及遗传性疾病的诊断治疗方法。随着遗传学理论及技术的进步，医学遗传学已由形态学水平的研究深入到分子水平，即从简单的形态学(细胞学)水平对疾病的诊断发展成人类细胞遗传学及人类生化遗传学两大分支学科，并且由各自派生出来的分子细胞遗传学及分子遗传学互相渗透、互相补充而逐渐融为一体。与细胞遗传学有关的遗传性疾病为染色体病，与生化遗传学有关的疾病为基因病，这两者组成了人类的遗传性疾病。除此之外，与人类医学有关的遗传学知识几乎包括了该学科的全部分支学科：如群体遗传学、免疫遗传学、药物遗传学、肿瘤遗传学、行为遗传学、发育遗传学等。体细胞遗传学、基因工程等先进的遗传学技术也已经应用到医学领域。由于遗传学知识的应用，已由对遗传性疾病的诊断发展到群体预测、致病因素预防、婚姻指导、产前诊断、生育干预、临床诊断及遗传疾病治疗一个较完整的防治体系。这将改变过去遗传性疾病自然发展的局面，极大地提高全人类的人口素质。

学生在学习本门课程时常会感觉内容杂，在复习时无从下手，尤其对于民族学生和成人教育学院的学生而言，更是感觉力不从心。本书正是基于此种情况，明确列出每一章需要掌握、熟悉和了解的内容，使学生在复习时能够有的放矢。每一章给出了具体的习题，使学生在强化训练的同时掌握医学遗传学这门课程的基本知识和基本理论。最后列出了五套测试题，通过测试题使学生熟悉考试的题型、题量、分值等，为学生复习迎考奠定良好的基础。本教研室多年来使用的教材是科学出版社出版的由赵刚主编的《医学遗传学教程》，本强化训练是根据教材和大纲要求结合多年的知识累积编写而成的。

由于编者的水平有限，编写时间仓促，书中难免有不妥之处，恳请老师和读者批评指正。

编　者
2006 年 7 月

目 录

第一章　绪论	(1)
第二章　遗传的物质基础与基本规律	(5)
第三章　染色体畸变与染色体病	(16)
第四章　基因结构与基因突变	(43)
第五章　单基因遗传与单基因病	(61)
第六章　多基因遗传与多基因病	(81)
第七章　肿瘤与遗传	(91)
第八章　遗传病的诊断	(102)
第九章　遗传病的预防	(124)
模拟试卷	(138)
测试题1	(138)
测试题2	(146)
测试题3	(154)
测试题4	(162)
测试题5	(170)

第一章 绪 论

一、本章学习目标

学习医学遗传学的概念及其研究范围,医学遗传学的发展简史,遗传性疾病概述以及医学遗传学的研究方法和技术。

1. 掌握医学遗传学的概念。
2. 掌握遗传性疾病的概念、特点及其分类。
3. 熟悉医学遗传学的重要分支学科。
4. 熟悉医学遗传学的研究方法和技术。
5. 了解医学遗传学的发展简史。

二、学习重点内容

(一) 医学遗传学的概念

医学遗传学是运用遗传学的原理和方法研究人类遗传性疾病的病因、病理、诊断、预防和治疗的一门学科,是遗传学的一个重要分支。医学遗传学的研究对象是遗传病,与其他临床学科类似,医学遗传学是研究遗传病的诊断、发病机制、防治及预防,但由于遗传病的特殊性,其研究重点主要在发病机制和预防措施。

(二) 医学遗传学的分支学科

1. 细胞遗传学 医学遗传学的两大支柱之一。它从细胞学角度,主要从染色体的结构和行为来研究遗传病的发病机制。其主要研究人类染色体的结构和数目畸变与疾病的关系以及人类染色体的精细结构、畸变类型与发生机制等内容。

2. 生化遗传学 医学遗传学的第二大支柱。主要研究人类基因表达与机体蛋白质和酶的合成,基因突变所致酶或蛋白质合成异常与遗传病的关系等内容,其主要研究血红蛋白病、血浆蛋白病和遗传性酶病等分子病的遗传机制。

(三) 遗传性疾病的概念及其特征

1. 遗传病的概念 遗传病是由于遗传物质改变而导致的疾病。遗传物质是存在于细胞内的、决定特定性状的基因。

2. 遗传病的特征

(1) 遗传病具有垂直传递的特征。

（2）遗传病发病的根本原因是生殖细胞或受精卵遗传物质的异常改变，包括染色体畸变和基因突变。体细胞遗传物质的异常通常是不能遗传的。

（3）遗传病往往具有终生性的特征。

（4）遗传性疾病通常表现出先天性的特征，但并非所有的先天性疾病均为遗传病。

（5）遗传病并不等同于家族性疾病。

3. 遗传病的分类　经典医学遗传学将遗传病分为染色体病、单基因病和多基因病三大类。现代医学遗传学将遗传病分为染色体病、单基因病、多基因病、线粒体遗传病和体细胞遗传病五类。

4. 医学遗传学的研究技术和方法　群体筛查、家系调查、系谱分析、双生子法、种族差异比较、伴随性状研究、动物模型等。

三、英语词汇

medical genetics　医学遗传学　　　　　　genetic diseases　遗传病

四、名词解释

1. 医学遗传学：是运用遗传学的原理和方法研究人类遗传性疾病的病因、病理、诊断、预防和治疗的一门学科，是遗传学的一个重要分支。
2. 遗传病：是由于细胞内遗传物质发生异常改变而导致的疾病。

五、问答题

1. 什么是遗传病？其可分为哪几类？

答：遗传病是指细胞的遗传物质发生异常改变（突变或畸变）所引起的疾病。通常在上、下代之间按一定的方式垂直传递，具有终生性特征。人们根据遗传物质改变及传递情况的不同，将人类遗传病分为五大类：染色体病、单基因病、多基因病、体细胞遗传病、线粒体遗传病。

2. 遗传病与先天性疾病或家族性疾病有什么不同？

答：先天性疾病是指婴儿出生时已发生的发育异常或疾病，不论其是否具有遗传物质的改变，故先天性疾病并不都是遗传病。遗传病多数是先天性疾病，但有些遗传病出生时无症状，发育至一定年龄才发病，甚至可到年近半百时才发病。

家族性疾病是指某种疾病的发生具有家族聚集现象，即一个家庭中不止一个成员患同一种疾病，表现为亲代或子代中或子代同胞中多个成员患有同一种疾病，很多显性遗传病家族聚集现象尤为明显。某些家族性疾病并不是遗传病，而是由于共同生活环境所造成。遗传病往往表现为家族性疾病，具有家族聚集现象，但也可呈散发性，无家族史。
3. 遗传性疾病有哪些特征？
答：遗传病是指人体细胞的遗传物质发生异常改变所引起的疾病，具有以下特征：
（1）遗传病具有垂直传递的特征，即遗传病通常可由上代传至下代。但并非所有遗传病家系中都能观察到这种特征，因为有些遗传病患者没有生育能力或者活不到生育年龄。
（2）遗传病发病的根本原因是细胞遗传物质的异常改变，而体细胞遗传物质的异常通常是不能遗传的。
（3）遗传病往往具有终生性特征。虽然经治疗可以改变疾病的表型特征或改善症状，但修复或纠正异常的遗传物质从而达到根治遗传病，目前难以做到。
（4）遗传病通常表现出先天性特征，但环境因素有时也可以引起先天性疾病，故并非所有先天性疾病均为遗传病。
（5）很多遗传病常常表现出家族性特征，但有不少的遗传病没有家族史，另外具有家族性特征的疾病也不一定是遗传病。

六、填 空 题

1. _____和_____是医学遗传学领域最经典的两个分支学科，是医学遗传学最主要的两大组成部分。
2. 生物的正常性状和绝大多数异常性状(疾病)都是_____因素和_____因素相互作用的结果。
3. 生殖细胞或受精卵的遗传物质发生突变所引起的疾病，称为_____，具有_____传递的特征。
4. 遗传病发生的根本原因是_____或_____异常改变。
5. 按遗传物质的突变方式，一般将遗传病分为_____、_____两大类。
6. 染色体病包括_____和_____两大类。
7. 基因病是由于_____突变引起的疾病，其可分为_____病和_____病两类。

七、是 非 题

1. 遗传性疾病往往具有终生性特征。（   ）
2. 先天性疾病就是指遗传性疾病。（   ）
3. 遗传性疾病是指先天性疾病与家族性疾病的总称。（   ）
4. 人类对于药物的反应和代谢药物的能力存在着很大差异，这种个体差异都具有相应的遗传基础。（   ）
5. 遗传病是指细胞核中的遗传物质发生突变而引起的疾病。（   ）

八、参 考 答 案

填空题

1. 细胞遗传学,生化遗传学   2. 遗传,环境   3. 遗传病,垂直   4. 生殖细胞,受精卵
5. 基因病,染色体病   6. 常染色体病,性染色体病   7. 基因,单基因,多基因

是非题

1. T   2. F   3. F   4. T   5. F

第二章 遗传的物质基础与基本规律

一、本章学习目标

学习细胞增殖周期中DNA、染色质和染色体的行为,人类的配子发生和减数分裂,人类的性别决定和性别分化,遗传的三大基本规律以及概率定理在遗传分析中的应用。

1. 掌握人类配子的发生过程和减数分裂过程中各时期的染色体变化特点。
2. 掌握遗传学的三大基本规律。
3. 熟悉DNA、染色质和染色体的相互关系,熟悉细胞有丝分裂过程中染色体的行为。
4. 熟悉概率定理在遗传分析中的应用。
5. 了解人类的性别决定和性别分化。

二、学习重点内容

(一) DNA、染色质和染色体的相互关系

细胞核内能被碱性染料染色的物质,称为染色质。染色质由DNA、组蛋白、非组蛋白和少量RNA组成。DNA与组蛋白的重量比比较稳定,接近于1∶1,非组蛋白的种类及含量随不同细胞而异。染色质是间期核中遗传物质的存在形式,由许多重复的结构单位组成,这些结构单位称为核小体。核小体是由一条DNA双链分子串联起来,形似一串念珠。由双链DNA分子形成核小体细丝后,核小体进一步螺旋化,形成螺线管,当细胞进入分裂期,染色质进一步螺旋折叠,形成染色体。

(二) 细胞分裂过程中的染色体行为

1. **有丝分裂** 是体细胞增殖方式,分为间期和分裂期,分裂期又分为前、中、后和末四个时期。在细胞周期中染色体发生一系列变化:在间期,DNA进行复制,进入分裂期染色质螺旋折叠形成染色体;中期染色体由两条姊妹染色单体构成,两条姊妹染色单体以着丝粒相连;进入分裂后期,每条染色体的着丝粒纵裂,染色单体分开,分别移向两极。因此,经过一次有丝分裂过程,DNA复制一次,细胞分裂一次,染色体也分裂一次,并平均分配到两个子细胞中。这样保证了新的子细胞具有与母细胞相同的全套遗传物质,从而保证了所有细胞的染色体数目恒定。

2. 减数分裂 生殖细胞发生过程中的一种特殊分裂方式,DNA复制一次,细胞连续分裂两次,因此,由一个细胞形成4个子细胞,子细胞的遗传物质是母细胞的一半。减数分裂由两次连续分裂构成。

(1) 减数分裂Ⅰ:在第一次减数分裂的间期,DNA进行复制;第一次减数分裂前期非常复杂,分细线期、合线期、粗线期、双线期和终变期。在合线期同源染色体进行配对,同源染色体配对的结果,每对染色体形成一个紧密相伴的二价体,在人类细胞中形成23个二价体;每个二价体都是由两条同源染色体组成,每一同源染色体含两条复制而来的姊妹染色单体,两条姊妹染色单体由着丝粒相连。这样,每个二价体由四条染色单体组成,称为四分体。在粗线期,同源染色体间的非姊妹染色单体发生片段交换(crossing-over);在第一次减数分裂后期,二价体中的两条同源染色体彼此分开,分别向两极移动。每一极只获得每对同源染色体的一条。每条同源染色体由两条姊妹染色单体组成。

(2) 减数分裂Ⅱ:间期很短,不进行DNA复制;在第二次减数分裂中期,着丝粒纵裂,两条姊妹染色单体分开,分别移向细胞两极。

(三) 人类的配子发生

1. 精子的发生 在男性,精子发生于睾丸曲细精管的生精上皮细胞,由生精上皮细胞中的精原细胞经减数分裂而成,精原细胞经增殖期(即有丝分裂期)增殖形成许多与其遗传组成一致的细胞,这些细胞经生长期,形成初级精母细胞,染色体组成与精原细胞一致,由初级精母细胞经成熟期(减数分裂期)最终形成精细胞。在成熟期中,首先初级精母细胞在分裂间期DNA复制一次,经过减数分裂中的第一次分裂,形成2个次级精母细胞,次级精母细胞中染色体减半,每一个次级精母细胞再经减数分裂第二次分裂,各形成2个细胞,即总共4个精细胞,2个精细胞为22+X,2个精细胞为22+Y,精细胞经变形期,形成鞭毛等附属结构,形成精子。

2. 卵子的发生 在女性,卵子发生于卵巢的上皮组织,由卵原细胞减数分裂形成,也经过增殖期、生长期及成熟期。卵原细胞经增殖期形成许多细胞;经生长期形成初级卵母细胞;经成熟期先形成次级卵母细胞,最终形成卵子。卵子的发生与精子的发生虽然大致相同,但也有不同之处。

(1) 在精子发生中,一个精原细胞最终形成4个精细胞;而在卵子发生中,由初级卵母细胞经减数第一次分裂形成一个次级卵母细胞和一个极体,极体不能正常发育,由次级卵母细胞再经减数第二次分裂形成一个卵细胞和一个极体,原来的第一极体经分裂形成2个第二极体,故一个卵原细胞在卵子发生中只形成一个成熟卵细胞和3个极体。

(2) 精子的发生是连续的,男性达到性成熟时,大量的精原细胞同时进行减数分裂,而且不停地进行;卵子的发生是不连续进行的,卵原细胞的增殖期在胚胎期进行。随着胚胎的发育,增殖产生的细胞大量退化,大约只留下400个左右经生长期成为初级卵母细胞。400个初级卵母细胞在女性达到性成熟时能进入成熟期,但停止在减数第一次分裂的前期中的双线期,每月有一个初级卵母细胞发育形成次级卵母细胞停留在减数第二次分裂的中期。受精时,它才完成第二次分裂,形成卵细胞,若未受精,次级卵母细胞就不能完成减数分裂而死亡。

(3) 精子的发生中具有变形期,由精原细胞形成的精细胞必须形成鞭毛等附属结构后才能变形形成精子;卵子的发生中不具有变形期,由卵原细胞形成的卵细胞可直接成为卵子。

(四) 人类的性别决定和性别分化

人类性别是由细胞中的性染色体所决定的。在配子发生时,男性可以产生两种精子,含有 X 染色体的 X 型精子和含有 Y 染色体的 Y 型精子,两种精子的数目相等;而女性则只能形成一种含有 X 染色体的卵子。受精时,X 型精子与卵子结合,形成性染色体组成为 XX 的受精卵,将来发育成为女性;而 Y 型精子与卵子结合则形成性染色体组成为 XY 的受精卵,发育成为男性。所以人类的性别是精子和卵子在受精的瞬间决定的,确切地说是由精子决定的。在自然状态下,不同的精子与卵子的结合是随机的,因此人类的男女比例大致保持 1:1。很显然,性别决定实际上是由精子中带有的是 X 染色体还是 Y 染色体所决定的,而 X 染色体和 Y 染色体在人类性别决定中的作用并不相等。一个个体无论其有几条 X 染色体,只要有 Y 染色体就决定男性表型(睾丸女性化患者除外)。因为 Y 染色体的短臂上有一个决定男性的基因,即睾丸决定因子(testis-determining factor,TDF)基因,*TDF* 基因是性别决定的关键基因。

(五) 遗传的基本规律

1. **分离定律** 生物体的遗传性状由等位基因控制,在形成配子细胞时,成对的等位基因要彼此分离,分别进入不同的生殖细胞中。
2. **自由组合定律** 位于非同源染色体上的两对及两对以上的非等位基因(即不同对的基因)独立行动,以随机组合的方式分别进入不同精子或卵子中。
3. **连锁与互换定律** 是同源染色体上不同座位的两对以上的非等位基因的遗传规律。
(1) 连锁:当两对或两对以上的基因位于同一对染色体上时,这些基因不能自由组合而是伴随在一起向下一代传递。
(2) 交换:在减数分裂过程中,同源染色体之间往往在某些区段发生互换,这样原来连锁在同一染色体上的基因被分开了,这种现象称为交换。

综上所述,三个遗传规律分别讨论一对和两对及两对以上基因的传递规律。对于一对基因而言,遵循分离定律;对于两对或两对以上基因而言,如果它们位于同一对染色体上,遵循连锁互换定律;如果位于不同对染色体上,遵循自由组合定律。

(六) 概率定理在遗传分析中的应用

概率也称几率,是指某一事件发生的可能性大小的度量。

1. **加法定理** 当一个事件出现时,另一个事件就被排除,这样的两个事件为互斥事件或交互事件。这种互斥事件出现的概率是它们各自概率的和。例如,肤色正常(A)对白化(a)是显性。一对夫妇的基因型都是 Aa,他们的孩子的基因型可能是:AA、Aa、aA、aa,概率都是 1/4。然而这些基因型都是互斥事件,一个孩子是 AA,就不可能同时又是其他。所以一个孩子表现型正常的概率是 1/4(AA)+1/4(Aa)+1/4(aA)=3/4(AA 或 Aa

或 aA)。

2. **乘法定理** 当一个事件的发生不影响另一事件的发生时,这样的两个独立事件同时或相继出现的概率是它们各自出现概率的乘积。例如,生男孩和生女孩的概率都分别是 1/2,由于第一胎不论生男还是生女都不会影响第二胎所生孩子的性别,因此属于两个独立事件。第一胎生女孩的概率是 1/2,第二胎生女孩的概率也是 1/2,那么两胎都生女孩的概率是 1/2×1/2＝1/4。

三、英语词汇

chromatin　染色质
chromosome　染色体
mitosis　有丝分裂
meiosis　减数分裂
autosome　常染色体
sex chromosome　性染色体
law of segregation　分离定律
law of independent assortment　自由组合定律
law of linkage and crossing over　连锁互换定律
dominant gene　显性基因
recessive gene　隐性基因

四、名词解释

1. 染色质:是间期细胞核中由 DNA、组蛋白、非组蛋白和少量 RNA 组成的丝状复合结构,是间期细胞遗传物质的存在形式。
2. 染色体:指细胞进入有丝分裂或减数分裂过程时,由染色质凝聚而成的棒状结构。
3. 分离定律:生物体的遗传性状由等位基因控制,在形成配子细胞时,成对的等位基因要彼此分离,分别进入不同的生殖细胞中。
4. 同源染色体:体细胞为二倍体,每号染色体都有两个,其大小形态相同,为同源染色体。
5. 等位基因:位于同源染色体上的同一基因座位上的成对基因。
6. 性状:生物体的形态特征和生理特性统称为性状。
7. 显性性状:在杂合子状态下表现出来的性状。
8. 隐性性状:在杂合子状态下不表现的性状。
9. 基因型:个体的基因组成。
10. 表现型:个体表现出来的形态特征和生理特性等,是基因型和环境相互作用的结果。
11. 纯合子:带有两个相同等位基因的个体。
12. 杂合子:带有两个不同等位基因的个体。
13. 显性基因:在杂合子状态下表现出特征的基因,用大写字母表示。
14. 隐性基因:在杂合子状态下不表现特征的基因,用小写字母表示。
15. 自由组合定律:位于非同源染色体上的两对及两对以上的非等位基因(即不同对的基因)独立行动,以随机组合的方式分别进入不同的精子或卵子中。
16. 非等位基因:位于同源染色体上不同基因座位或是位于非同源染色体上的成对基因称

为非等位基因。
17. 连锁:当两对或两对以上的基因位于同一对染色体上时,这些基因不能自由组合而是伴随在一起向下一代传递。
18. 交换:在减数分裂过程中,同源染色体之间往往在某些区段发生互换,这样原来连锁在同一染色体上的基因被分开了,这种现象称为交换。
19. 概率:也称几率,是指某一事件发生的可能性大小的度量。
20. 加法定理:如果事件 A 和事件 B 为互斥事件,则出现两事件中任一事件的概率是他们各自概率之和。
21. 乘法定理:如果事件 A 和事件 B 为相互独立事件,则两事件同时发生的概率是他们各自概率的乘积。

五、问　答　题

1. 说明 DNA、染色质和染色体之间的相互关系?
答:DNA、染色质和染色体是真核细胞中紧密相关的三种结构。DNA 分子是构成染色质或染色体最基本、最核心的成分。染色质与染色体是同一种物质在不同细胞周期中的不同存在形式。染色质是指间期细胞核内由 DNA、组蛋白、非组蛋白及少量 RNA 组成的丝状复合物,是间期细胞遗传物质的存在形式;而染色体则指细胞进入有丝分裂或减数分裂过程时,由染色质凝聚而成的棒状结构,当细胞完成分裂以后,染色体又会解聚成丝状的染色质。

2. 比较说明有丝分裂与减数分裂的不同点?
答:(1) 有丝分裂是体细胞的分裂方式,而减数分裂只发生在生殖细胞发生中的成熟期,是一种特殊的有丝分裂。
(2) 有丝分裂中遗传物质 DNA 复制一次,细胞分裂一次,结果产生的子细胞染色体数目不变,还是 2n,减数分裂中的 DNA 复制一次而细胞连续分裂两次使得子细胞染色体数目减半。
(3) 在减数分裂中会出现同源染色体联会和分离,非同源染色体自由组合及非姊妹染色体之间片段交换等现象,是生殖细胞多样性的细胞学基础。

3. 幼儿黑蒙性白痴是一种严重的精神病,属于常染色体隐性遗传病。
(1) 如果两个正常的双亲生了一个患此病的女儿和一个正常的儿子,那么这个儿子携带此隐性基因的几率是多少?
(2) 这个儿子与一个正常女人结婚,他们生的第一个孩子患有此病,那么第二个孩子患有此病的几率是多少?
答:(1) 因子女中出现患病个体,故双亲是致病基因携带者,亲代基因型为:

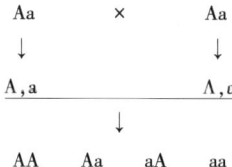

从上述结果可以得知基因型为 Aa 和 aa 的个体都携带疾病基因,即正常的儿子是携带者的几率是 2/3。

(2) 他们孩子中有此病患者,故他们都是携带者(Aa):

$$Aa \times Aa$$
$$\downarrow \qquad \downarrow$$
$$A,a \qquad A,a$$
$$\downarrow$$
$$AA \quad Aa \quad aA \quad aa$$

在基因型为 aa 的情况下才能表现为患者,故患病的几率是 1/4。

六、填 空 题

1. 减数分裂第一次分裂的前期 I 可分为 5 个期,分别为细线期、_____、粗线期_____、_____。
2. 人类初级卵母细胞前期 I 合线期可见_____进行联会,联会后可出现_____个二价体。
3. 一个初级精母细胞经成熟期后形成_____个精细胞,一个初级卵母细胞经成熟期后形成_____个卵细胞。
4. 人类初级卵母细胞和次级卵细胞中的染色体数目分别为_____和_____条。
5. 生物体性状的遗传有三个基本规律,即_____、_____和_____。
6. 在人类性别决定中起关键作用的是_____染色体,因为此染色体的短臂上存在着_____。
7. 在配子发生所进行的减数分裂中_____是孟德尔分离定律的细胞学基础。
8. _____定律揭示了非同源性染色体上两对或两对以上基因的遗传规律。
9. _____定律是同源染色体上不同座位的两对或两对以上非等位基因的遗传规律。
10. 真核细胞染色体是_____的载体。
11. 着丝粒可将染色体分为_____和_____。
12. 异染色质可分为_____和_____两类。
13. G_1 和 G_2 期细胞中的每条染色体分别由_____和_____ DNA 分子构成。
14. 有丝分裂中期和后期,细胞内的每条染色体分别_____和_____ DNA 分子构成。
15. 减数分裂后期 I 彼此分离的染色体是_____,而减数分裂后期 II 彼此分离的染色体是_____。

七、是 非 题

1. 人类生殖细胞是通过有丝分裂和减数分裂过程而产生的。(　　)
2. 染色质和染色体无论在形态结构还是在功能上讲都是相同的。(　　)
3. 间期细胞中的染色质按其形态、功能及着色特性分为常染色质、异染色质和结构异染色质三种类型。(　　)

4. DNA 分子是构成染色质或染色体最基本、最核心的成分。（　　）
5. 异染色质化是基因关闭的一种方式。（　　）
6. 一个初级卵母细胞,经过减数分裂最终形成 4 个卵细胞。（　　）
7. 因为 X 染色体与 Y 染色体在形态、大小上有明显的差异,因此它们两个之间不会发生联会现象。（　　）
8. TDF 基因是性别决定和性别分化的关键基因。（　　）
9. 一种生物所具有的连锁群数目与其体细胞的染色体对数相一致。（　　）
10. 两对连锁基因相距越远,发生交换的机会越多。（　　）

八、选 择 题

A 型题

1. 染色质和染色体是（　　）
   A. 不同物质在细胞周期中不同时期的表现形式
   B. 不同物质在细胞周期中同一时期的表现形式
   C. 同一物质在细胞周期中同一时期的不同表现形式
   D. 同一物质在细胞周期中不同时期两种不同存在形式
   E. 以上都不是
2. 常染色质是指间期细胞核中（　　）
   A. 螺旋化程度高,具有转录活性的染色质
   B. 螺旋化程度高,无转录活性的染色质
   C. 螺旋化程度低,具有转录活性的染色质
   D. 螺旋化程度低,无转录活性的染色质
   E. 螺旋化程度低,很少有转录活性的染色质
3. 有丝分裂和减数分裂相同点是（　　）
   A. 都有同源染色体联会
   B. 都有同源染色体分离
   C. 都有 DNA 复制
   D. 都可出现同源染色体之间的交叉
   E. 细胞中的染色体数目都不变
4. 下列人类细胞中哪种细胞是 23 条染色体（　　）
   A. 精原细胞　　　　　B. 初级精母细胞　　　　　C. 体细胞
   D. 卵细胞　　　　　　E. 初级母细胞
5. 同源染色体的分离和非同源染色体自由组合（　　）
   A. 同时发生于减数分裂后期Ⅰ和后期Ⅱ
   B. 同时发生于减数分裂后期Ⅰ
   C. 分离发生于减数分裂后期Ⅰ,自由组合发生于减数分裂后期Ⅱ

D. 分离发生于减数分裂后期Ⅰ,自由组合发生于减数分裂后期Ⅰ和后期Ⅱ

E. 同时发生于减数分裂后期Ⅱ

6. 人类次级精母细胞中有23个(　　)
   A. 单倍体　　　　　　B. 二价体　　　　　　C. 单分体
   D. 二分体　　　　　　E. 四分体

7. 减数分裂前期Ⅰ的顺序是(　　)
   A. 细线期—粗线期—合线期—双线期—终变期
   B. 细线期—粗线期—双线期—合线期—终变期
   C. 细线期—合线期—双线期—粗线期—终变期
   D. 细线期—合线期—粗线期—双线期—终变期
   E. 细线期—双线期—合线期—粗线期—终变期

8. 某种生物染色体数目2n=4条,如果不考虑交换,它可形成的正常生殖细胞类型是(　　)
   A. 一种　　　　　　B. 两种　　　　　　C. 四种
   D. 六种　　　　　　E. 八种

9. 人类染色体数目2n=46条,如果不考虑交换,则人类可形成的正常生殖细胞的类型是(　　)
   A. 2^{26}　　　　　　B. 2^{23}　　　　　　C. 23^2
   D. 46^2　　　　　　E. 以上都不是

10. 通过DNA合成期,每个细胞中DNA含量(　　)
    A. 不变　　　　　　B. 增加一倍　　　　　　C. 减少一倍
    D. 增加二倍　　　　E. 不能确定

11. 下列对有丝分裂过程描述中不正确的是(　　)
    A. DNA只复制一次
    B. 细胞分裂两次
    C. 核仁、核膜消失发生在前期
    D. 在后期姊妹染色单体彼此分离
    E. 新产生的子细胞染色体数目不变

12. 人类生殖细胞中含有(　　)
    A. 1个染色体组　　　B. 一条X或一条Y染色体　　　C. 23条常染色体
    D. 23个二价体　　　E. 23对染色体

13. 减数分裂前期Ⅰ的合线期配对的染色体是(　　)
    A. 姊妹染色单体　　　B. 非姊妹染色单体　　　C. 同源染色体
    D. 非同源染色体　　　E. 同源染色单体

14. 以下对减数分裂的描述中不正确的是(　　)
    A. DNA复制一次细胞分裂两次
    B. 最终产生的子细胞染色体数目减半
    C. DNA复制一次细胞分裂一次
    D. 出现同源染色体联会现象

E. 一个亲代细胞最终分裂成四个子细胞

15. 人体白化病为隐性遗传病,若两个杂合子个体婚配,问他们第一个孩子要么白化病女孩儿,要么是正常男孩儿的概率为( )
    A. 1/8 B. 3/8 C. 1/2
    D. 1/8 E. 5/8

16. 在某医院一天出生了6个小孩儿,这6个小孩儿为同一性别的概率为( )
    A. 1/8 B. 1/4 C. 1/16
    D. 1/32 E. 1/64

17. 短指症为显性遗传,现有一男性患者与一正常女性婚后生育了三个孩子,那么一个是短指,另两个正常指的概率为( )
    A. 1/2 B. 1/4 C. 3/8
    D. 5/8 E. 1/8

18. 在形成生殖细胞过程中,同源性染色体的分离是( )的细胞学基础
    A. 分离定律 B. 自由组合定律 C. 连锁互换定律
    D. 遗传平衡定律 E. 互换定律

19. 在形成生殖细胞过程中,非同源性染色体可以自由组合,有均等的机会组合到一个生殖细胞中,这是( )的细胞学基础
    A. 互换定律 B. 分离定律 C. 连锁定律
    D. 自由组合定律 E. 遗传平衡定律

20. 一表型正常的男性,其父亲为白化病患者,该男性与一正常女性结婚,婚后如生育,其子女中( )
    A. 有1/4可能性是白化病患者 B. 有1/4可能为白化病携带者
    C. 有1/3可能为白化病携带者 D. 有1/2可能为白化病携带者
    E. 有1/2可能为白化病患者

21. 细胞分裂期由染色质纤丝高度螺旋化而成的具有一定数目和形态的遗传物质的主要载体叫做( )
    A. 染色质 B. 染色体 C. 染色粒
    D. 着丝点 E. 螺旋化染色质

22. 正常配子的染色体与体细胞相比( )
    A. 数目不同 B. 数目相同 C. 数目增加一倍
    D. 数目减少一倍 E. 不能确定

23. 形成100个卵细胞需要的初级卵细胞的数目是( )
    A. 50个 B. 100个 C. 200个
    D. 400个 E. 25个

24. 关于染色体在减数分裂过程中的行为,以下哪一项是错误的( )
    A. 在间期复制 B. 有交叉现象 C. 在后期趋向两极
    D. 在中期配对 E. 非同源性染色体随机分配入子细胞

25. 有两对等位基因 Aa 和 Bb 分别位于非同源染色体上,经有丝分裂形成的基因组合

为( )
  A. 仅有 AaBb   B. 有 AaBb 和 AB,ab   C. 有 AaBb 和 AB,Ab,aB 和 ab
  D. 有 AB,Ab,aB 和 ab   E. 有 AaBb 和 AABB

26. 有两对等位基因 Aa 和 Bb 分别位于非同源染色体上,经减数分裂后形成的基因组合为( )
  A. 仅有 AaBb   B. 有 AaBb 和 AB,ab   C. 有 AaBb 和 AB,Ab,aB 和 ab
  D. 有 AB,aB,Ab 和 ab   E. 有 Ab 和 aB

27. 等位基因是指一对同源染色体上相同位点的( )
  A. 两个基因   B. 两个隐性基因   C. 两个显性基因
  D. 两个形式不同的基因   E. 两个形式完全相同的基因

B 型题

  A. 染色质   B. 染色体   C. 兼性异染色质
  D. 结构异染色质   E. 以上都不是

1. 染色体副缢痕区为( )
2. 有丝分裂期螺旋化,浓缩了的染色质称为( )
3. 染色体的端粒区为( )
4. 细胞间期核中解旋染色体的形态表现称为( )
5. X 染色质为( )
6. Y 染色体长臂远侧 2/3 区段为( )

  A. 核型   B. 染色体组   C. 基因组
  D. 单倍体   E. 二倍体

7. 卵原细胞中染色体的数目为( )
8. 精细胞中染色体的数目为( )
9. 在真核生物中一个生殖细胞(配子)全部染色体上所包含的全部基因称为一个( )

  A. 前期Ⅰ   B. 中期Ⅰ   C. 后期Ⅰ
  D. 中期Ⅱ   E. 后期Ⅱ

10. 减数分裂过程中同源染色体分离,分别向细胞两极移动发生在( )
11. 减数分裂过程中两条姊妹染色单体分离,分别向两极移动,发生在( )
12. 生殖细胞发生过程中单分体形成于( )

  A. 第一次减数分裂前期   B. 第二次减数分裂前期   C. 第一次减数分裂中期
  D. 第二次减数分裂中期   E. 以上都不是

13. 女婴出生后初级卵细胞发育停留在( )
14. 女性青春期后性成熟时,每月只有一个初级卵母细胞继续发育并停留在( )

A. 100个卵细胞　　　　B. 100个精细胞　　　　C. 200个精子
D. 400个卵细胞　　　　E. 400个精细胞

15. 100个初级卵母细胞可产生(　　)
16. 100个初级精母细胞可产生(　　)
17. 100个次级精母细胞可产生(　　)

A. 23　　　　B. 46　　　　C. 69
D. 92　　　　E. 175

18. 初级卵母细胞中染色体数目为(　　)
19. 初级精母细胞中组成染色体的染色单体数目为(　　)
20. 次级精母细胞的染色体数目为(　　)
21. 在减数分裂前期Ⅱ染色体数目为(　　)
22. 在减数分裂前期Ⅰ染色单体数目为(　　)

九、参　考　答　案

填空题

1. 合线期,双线期,终变期　2. 同源染色体,23　3. 4,1　4. 46,23　5. 分离定律,自由组合定律,连锁与互换定律　6. Y,睾丸决定因子　7. 同源染色体的分离　8. 自由组合　9. 连锁与互换　10. 核基因　11. 长臂,短臂　12. 结构异染色质,兼性异染色质　13. 1,2　14. 2,1　15. 同源染色体,姊妹染色单体

是非题

1. T　2. F　3. F　4. T　5. T　6. F　7. F　8. T　9. F　10. T

选择题

A型题

1. D　2. C　3. C　4. D　5. B　6. D　7. D　8. C　9. B　10. B
11. B　12. A　13. C　14. C　15. C　16. D　17. C　18. A　19. D　20. D
21. B　22. D　23. B　24. D　25. A　26. D　27. D

B型题

1. D　2. B　3. D　4. A　5. C　6. D　7. E　8. D　9. C　10. C
11. E　12. E　13. A　14. D　15. A　16. E　17. C　18. B　19. D　20. A
21. A　22. D

第三章 染色体畸变与染色体病

一、本章学习目标

1. 掌握人类染色体的形态结构、类型和数目;掌握人类非显带核型和 G 显带核型分析及其正常核型的描述方法;掌握性染色质(X 染色质和 Y 染色质);掌握显带技术的概念,类型(Q 带,G 带,高分辨带);掌握染色体畸变的概念、类型和形成机制;掌握嵌合体的概念及产生机制;掌握异常核型的描述方法;掌握常见染色体病的主要核型及主要的临床表现。

2. 熟悉高分辨显带技术的概念;熟悉人类细胞遗传学命名的国际体制;熟悉莱昂假说主要内容。

3. 了解人体离体组织的培养和人体细胞染色体标本的制备;了解两性同体及其他非常见的染色体病。

二、学习重点内容

染色体(chromosome)是遗传物质(基因)的载体。它由 DNA 和蛋白质等构成,具有储存和传递遗传信息的作用。真核细胞的基因大部分存在于细胞核内的染色体上,通过细胞分裂,基因随着染色体的传递而传递,从母细胞传给子细胞、从亲代传给子代。

(一) 人类染色体的特征及命名

1. 人类染色体的基本形态及特征

(1) 人类染色体的数目:生物的不同物种其染色体数目各不相同,而同一物种的染色体数目是相对恒定的。例如,果蝇的染色体数目为 6,小鼠染色体数目为 40。

在真核生物中,一个正常生殖细胞(配子)中所含的全套染色体称为一个染色体组,其上所包含的全部基因称为一个基因组(genome)。具有一个染色体组的细胞称为单倍体(haploid),以 n 表示;具有两个染色体组的细胞称为二倍体(diploid),以 2n 表示。人类正常体细胞染色体数目是 46,即 2n=46 条;正常性细胞(精子或卵子)中染色体数为 23 条,即 n=23 条。

(2) 人类染色体的形态、结构:在细胞增殖周期中的不同时期,染色体的形态结构不断地变化着。在有丝分裂中期染色体的形态是最典型的,可以在光学显微镜下观察,常用于染色体研究和临床上染色体病的诊断。

每一中期染色体都具有两条染色单体(chromatid),互称为姐妹染色单体,它们各含有一条DNA双螺旋链。两条单体之间由着丝粒(centromere)相连接,着丝粒处凹陷缩窄,称初级缢痕(primary constriction)。着丝粒是纺锤体附着的部位,在细胞分裂中与染色体的运动密切相关,失去着丝粒的染色体片段通常不能在分裂后期向两极移动而丢失。着丝粒将染色体划分为短臂(p)和长臂(q)两部分。在短臂和长臂的末端分别有一特化部位称为端粒(telomere)。端粒起着维持染色体形态结构的稳定性和完整性的作用。在某些染色体的长、短臂上还可见凹陷缩窄的部分,称为次级缢痕(secondary constriction)。人类近端着丝粒染色体的短臂末端有一球状结构,称为随体(satellite)。随体柄部为缩窄的次级缢痕。次级缢痕与核仁的形成有关,称为核仁形成区或核仁组织者区(nucleolus organizing region,NOR)。核仁组织者区含有核糖体RNA基因18S和28S的rDNA,其主要功能是转录rRNA,参与核糖体大亚基前体的合成。

染色体上的着丝粒位置是恒定不变的,根据染色体着丝粒的位置可将染色体分为4种类型:①中着丝粒染色体(metacentric chromosome),着丝粒位于或靠近染色体中央。若将染色体全长分为8等份,则着丝粒位于染色体纵轴的1/2~5/8之间,着丝粒将染色体分为长短相近的两个臂。②亚中着丝粒染色体(submetacentric chromosome),着丝粒位于染色体纵轴的5/8~7/8之间,着丝粒将染色体分为长短不同的两个臂。③近端着丝粒染色体(acrocentric chromosome),着丝粒靠近一端,位于染色体纵轴的7/8至末端,短臂很短。④端着丝粒染色体(telocentric chromosome),着丝粒位于染色体的末端,没有短臂。人类染色体只有前三种类型,即中着丝粒染色体、亚中着丝粒染色体和近端着丝粒染色体三种。

中期分裂细胞中含有46条染色体,可构成23对,1~22对为男女共有,称为常染色体(autosomes);另一对则男女不同,女性为两条X染色体,男性为一条X染色体和一条Y染色体,X和Y染色体称为性染色体(sex chromosomes)。

(3)人类染色体的多态性:在正常健康人群中,存在着各种染色体的恒定的微小变异,包括结构、带纹宽窄和着色强度等。这类恒定而微小的变异是按照孟德尔方式遗传的,通常没有明显的表型效应或病理学意义,称为染色体多态性(chromosomal polymorphism)。

染色体多态性常见于的部位包括:①Y染色体的长度变异;②D组、G组近端着丝粒染色体的短臂、随体及随体柄部副缢痕区(NOR)的变异;③第1、9和16号染色体副缢痕的变异。

2. 人类染色体的识别及核型分析

(1)染色体核型(karyotype):是一个细胞内的全部染色体按其大小和形态特征排列所构成的图像。对这种图像进行分析称为核型分析。

核型描述:按国际标准,正常核型的描述包括两部分:第一部分为染色体总数,第二部分为性染色体组成,两者之间用","隔开。如正常男性的核型为46,XY。异常核型的描述除包括以上两部分外,还包括畸变情况,也是用","与前面部分隔开。

(2)人类染色体分组:非显带染色体核型是按常规染色方法所得到的染色体标本,一般用Giemsa染色,使染色体(除着丝粒和副缢痕外)都均匀着色。1960年在美国丹佛、1963年在英国伦敦、1966年在美国芝加哥召开过三次国际会议,确定和制定了人类有丝分裂染色体的识别、编号、分组以及核型描述(包括染色体数目和结构异常的核型描述)等统一的标准命名系统。根据这一命名系统,1~22号为常染色体,是男女共有的22对染色体;其余一对随男女性别而异,为性染色体,女性为 XX,男性为 XY;将这 23 对染色体分为 A、B、C、D、E、F、G 7 个组,A 组最大,G 组最小。X 染色体列入 C 组,Y 染色体列入 G 组。

A 组:包括 1~3 号染色体,1 号和 3 号为中央着丝粒染色体,2 号为亚中着丝粒染色体。

B 组:包括 4~5 号染色体,均为亚中着丝粒染色体。

C 组:包括 6~12 号和 X 染色体,均为亚中着丝粒染色体,X 染色体大小界于 7 号和 8 号染色体之间。

D 组:包括 13~15 号染色体,为近端着丝粒染色体,可以有随体。

E 组:包括 16~18 号染色体,16 号为中央着丝粒染色体,17 和 18 号为亚中着丝粒染色体。

F 组:包括 19~20 号染色体,为中央着丝粒染色体。

G 组:包括 21~22 号和 Y 染色体,为近端着丝粒染色体,21、22 号染色体可以有随体。

Y 染色体的大小变异较大,大于 21 和 22 号染色体,其长臂常常平行靠拢。

3. X 染色质与 Y 染色质　性染色质(sex chromatin)是 X 和 Y(染色体)在间期细胞核中的显示出来的一种特殊结构。包括 X 染色质(X chromatin)和 Y 染色质(Y chromatin)。

(1) X 染色质:1949 年 Barr 等人在雌猫神经元细胞核中发现一种浓缩小体,在雄猫中则见不到这一结构。进一步研究发现,除猫以外,其他雌性哺乳类动物(包括人类)也同样有这种显示性别差异的结构。而且不仅是神经元细胞,在其他细胞的间期核中也可以见到这一结构,称之为性染色质,也称 X 染色质。

正常女性的间期细胞核中紧贴核膜内缘有一个染色较深,大小约为 1μm 的椭圆形小体,即 X 染色质。正常男性则没有 X 染色质。为什么正常男女性之间的 X 染色质存在差异?女性两个 X 染色体上的每个基因的两个等位基因所形成的产物,为什么不比只有一个 X 染色体半合子的男性相应基因产物多?为什么某一 X 连锁的突变基因纯合女性的病情并不比半合子的男性严重?1961 年,Mary Lyon 提出了 X 染色体失活的假说(Lyon 假说)对这些问题进行了解释。

Lyon 假说的要点如下:①失活发生在胚胎发育早期(人类晚期囊胚期)。②X 染色体的失活是随机的,异固缩的 X 染色体可以来自父亲也可以来自母亲。③失活是完全的,雌性哺乳动物体细胞内仅有一条 X 染色体是有活性的。另一条 X 染色体在遗传上是失活的。④失活是永久的和克隆繁殖的。一旦某一特定的细胞内的 X 染色体失活,那么由此细胞而增殖的所有子代细胞也总是这一个 X 染色体失活。如果是父源的 X 染色体失活,则其子细胞中失活的 X 染色体也是父源的,所有这个细胞的子代细胞中都将表达有活性的母源 X 染色体。因此,失活是随机的,但却是恒定的。

(2) Y 染色质:正常男性的间期细胞用荧光染料染色后,在细胞核内可出现一强荧光小体,直径为 0.3μm 左右,称为 Y 染色质。Y 染色体长臂远端部分为异染色质,可被荧光染料染色后发出荧光。这是男性细胞中特有的,女性细胞中不存在。细胞中 Y 染色质的数目与 Y 染色体的数目相同。如核型为 47,XYY 的个体,细胞核中有两个 Y 染色质。

(二) 研究人类染色体的常用技术

1. 人类染色体标本制备技术　对人类染色体的研究已有很长的历史,但直到 1956 年,

Albert Levan 和华裔学者蒋有兴(Joe Hin Tjio)应用秋水仙碱(纺锤丝抑制剂)和低渗技术,在流产的胎儿肺组织培养中才确定这些细胞的染色体是 46,而不是 48 条。从此肯定了人类染色体数目为 2n=46,这标志着现代细胞遗传学的开始。

染色体的形态结构在细胞增殖周期中是不断的运动变化的,一般在有丝分裂中期,染色体的形态最典型、最易辨认和区别。因此,是分析染色体的最好阶段。实验材料可以是体外培养细胞、外周血淋巴细胞、骨髓细胞、胸水细胞、腹水细胞、性腺活检标本、胎儿绒毛标本、实体瘤标本、胎儿羊水细胞以及皮肤、肝、肾等标本。这些细胞标本大都要经过体外培养后制作染色体标本,有的可以直接制作染色体标本,如骨髓细胞、胎儿绒毛、胸水、腹水和性腺活检标本等。

2. 人类染色体的各种显带技术　染色体显带(chromosome banding)技术是在非显带染色体的基础上发展起来的,它能显示染色体本身更细微的结构,有助于准确的识别每一条染色体及诊断染色体异常疾病。显带染色体是染色体标本经过一定程序处理,并用特定染料染色,使染色体沿其长轴呈现明暗或深浅相间的横行带纹,称为染色体带;这种使染色体显带的方法,称为显带技术。通过显带技术,使各号染色体都显现出独特的带纹,这构成了染色体的带型。每对同源染色体的带型基本相同而且稳定,不同对染色体的带型不同。染色体显带现象是染色体本身存在着"带"的结构。在未染色的染色体也可以直接观察到带的存在。但用特殊方法处理后,再用染料着色,带纹更清楚。一般认为,易着色的阳性带为富含 A—T 的染色体节段;相反富含 G—C 的染色体节段则不易着色,称为阴性带。据报道已被定位的基因绝大部分都在阴性带区。人类染色体能显现出近 2000 个 G 带,这些带再融合成一般显微镜下可见的 850 条带左右。

显带技术主要有 G 带分析、C 带分析、Q 带分析、R 带分析、T 带分析、N 带分析和高分辨染色体技术等。其他技术有姊妹染色单体互换技术、染色体原位杂交技术和染色体脆性部位检测技术等。显带技术可将人类的 24 种染色体显示出各自特异的带纹,称为带型(banding pattern)。

(1) Q 显带(Q banding):1968 年瑞典细胞化学家 Caspersson 等应用荧光染料氮芥喹吖因(quinacrine mustard,QM)处理染色体后,在荧光显微镜下可观察到染色体沿其长轴显示出一条条宽窄和亮度不同的横纹,即染色体的带(band),这一显带技术称 Q 显带(Q banding),所显示的带纹称为 Q 带(Q band)。Q 显带技术是最早建立的显带技术,它在观察染色体多态方面有重要的用途。但 Q 带保存时间短,而且需要在荧光显微镜下进行观察,因而,限制了 Q 显带技术的应用。

(2) G 显带(G banding):将染色体标本用碱、胰蛋白酶或其他盐溶液处理后,再用 Giemsa 染液染色,染色体上出现与 Q 带相类似的带纹,在普通显微镜下,可见深浅相间的带纹,称 G 带(G band)。G 带与 Q 带相对应,即在 Q 显带的亮带的相应部位,被 Giemsa 染成深染的带,而在 Q 显带中暗带的相应部位则被染成浅染的带。G 显带方法简便,带纹清晰,染色体标本可以长期保存,因此被广泛用于染色体病的诊断和研究。

(3) R 显带(R banding):用盐溶液处理标本后,再用 Giemsa 染色,显示出与 G 带相反的带,即 G 显带中的深带;在 R 显带中为浅带,G 显带中的浅带在 R 显带中为深带,称反带(reverse band)或 R 带(R band)。

(4) T 显带(T banding):将染色体标本加热处理后,再用 Giemsa 染色可使染色体末端区段特异性深染,称 T 带(T band)。

(5) C 显带(C banding):用 NaOH 或 Ba(OH)$_2$ 处理标本后,再用 Giemsa 染色,可使着丝粒和副缢痕的结构异染色质部分深染,如 1、9、16 号染色体的副缢痕以及 Y 染色体长臂远端的 2/3 的区段,所显示的带纹称 C 带(C band)。C 显带可用于检测 Y 染色体、着丝粒区以及副缢痕区的变化。

(6) N 显带:用硝酸银染色,可使染色体的随体及核仁形成区(NOR)呈现出特异性的黑色银染物,这种银染色阳性的 NOR 称为 Ag-NOR。研究表明,Ag-NOR 的可染性取决于它的功能活性,即具转录活性的 NOR 着色,但受染物质不是副缢痕本身,而是附近与 rDNA 转录有关的一种酸性蛋白。

(7) 高分辨显带技术:20 世纪 70 年代后期,由于技术的改进,可以从早中期、前中期、晚前期细胞得到更长、带纹更多的染色体。一套单倍体染色体即可显示 550~850 条或更多的带纹,即在原有的带纹上分出更多的带。这种染色体称为高分辨显带染色体(high resolution banding chromosome,HRBC)。染色体高分辨显带能为染色体及其所发生的畸变提供更多的细节,有助于发现更多、更细微的染色体结构异常,使染色体发生畸变的断裂点定位更加准确。

(三) 人类细胞遗传学命名规则

1971 年,在巴黎召开的第四届国际人类细胞遗传学会议以及 1972 年爱丁堡会议,提出了区分每个显带染色体区、带的标准系统,称为《人类细胞遗传学命名的国际体制》(An International System for Human Cytogenetics Nomenclature,ISCN)。

每条显带染色体根据 ISCN 规定的界标(landmark)划分为若干个区,每个区(region)又包括若干条带(band)。界标是确认每一染色体上具有重要意义的、稳定的、有显著形态学特征的指标,包括染色体两臂的末端、着丝粒和某些稳定且显著的带。两相邻界标之间为区。每一条染色体都是由一系列连贯的带组成,没有非带区。它借助其亮-暗或深-浅的着色强度,清楚地与相邻的带相区别。

每一染色体都以着丝粒为界标,分成短臂(p)和长臂(q)。区和带的序号均从着丝粒为起点,沿着每一染色体臂分别向长臂、短臂的末端依次编号为 1 区、2 区、……以及 1 带、2 带……界标所在的带属于此界标以远的区,并作为该区的第 1 带。被着丝粒一分为二的带,分别归属于长臂和短臂,分别标记为长臂的 1 区 1 带和短臂的 1 区 1 带。

描述一特定带时需要写明以下 4 个内容:①染色体序号;②臂的符号;③区的序号;④带的序号。例如:1p31 表示第 1 号染色体,短臂,3 区,1 带。

应用染色体显带技术可以识别染色体细微的结构异常。为了能够简明的描述这些异常的核型,1977 年在斯德哥尔摩,1981 年在巴黎召开的国际会议上议定《人类细胞遗传学命名的国际体制》(ISCN,1978,1981)中制定了统一的命名符号和术语。

"人类细胞遗传学高分辨命名的国际体制(1981)(ISCN 1981)"的模式图,显示了大约具有 550~850 条带的高分辨带型。高分辨显带的命名方法是在原带之后加".",并在"."之后写新的带号,称为亚带。例如:原来的 1p31 带被分为三个亚带,命名为 1p31.1,

1p31.2,1p31.3,即表示 1 号染色体短臂 3 区 1 带第 1 亚带、第 2 亚带、第 3 亚带。1p31.3 再分时,则写为 1p31.31,1p31.32,1p31.33,称为次亚带。

(四) 染色体畸变

染色体畸变(chromosome aberration)是体细胞或生殖细胞内染色体发生的异常改变。畸变的类型和可能引起的后果在细胞不同周期和个体发育不同阶段不尽相同。

染色体畸变可以自发地产生,称为自发畸变(spontaneous aberration);也可通过物理的、化学的和生物的诱变作用而产生,称为诱发畸变(induced aberration);还可由亲代遗传而来。造成染色体畸变的原因是多方面的,主要包括化学因素、物理因素和生物因素。

染色体畸变可分为数目畸变和结构畸变两大类,其中染色体的数目畸变又可分为整倍性改变和非整倍性改变两种。结构畸变主要有缺失、重复、插入、易位和倒位等;当一个个体细胞有两种或两种以上的不同核型的细胞系时,这个个体就被称为嵌合体。

1. 染色体数目畸变　人体正常生殖细胞精子和卵子所包含的全部染色体称为一个染色体组(chromosome set)。因此,精子和卵子为单倍体(haploid),以 n 表示,分别含有 22 条常染色体和 1 条性染色体。受精卵则为二倍体(diploid),以 2n 表示,包括 22 对常染色体和 1 对性染色体。以人二倍体数目为标准,如果体细胞的染色体数目(整组或整条)的增加或减少,称为染色体数目畸变。包括整倍体改变和非整倍体改变两种形式。

(1) 染色体数目异常的类型

1) 整倍体改变:如果染色体的数目变化是单倍体(n)的整倍数,即以 n 为基数,整倍地增加或减少,则称为整倍体(euploid);超过二倍体的整倍体被称为多倍体(polyploid)。在 2n 的基础上,如果增加一个染色体组(n),则染色体数为 3n,即三倍体(triploid);若在 2n 的基础上增加两个 n,则为 4n,即四倍体(tetraploid);以此类推,三倍体以上的又统称为多倍体。如果在 2n 的基础上减少一个染色体组,则称为单倍体。

在人类中已知有三倍体和四倍体的个体,但只有极少数三倍体的个体能存活到出生,存活者多为 2n/3n 的嵌合体。

2) 非整倍体改变:一个体细胞的染色体数目增加或减少了一条或数条,称非整倍体(aneupliod),这是临床上最常见的染色体畸变类型。发生非整倍体改变后,会产生亚二倍体(hypodiploid)、超二倍体(hyperdiploid)等。

A. 亚二倍体:当体细胞中染色体数目少了一条或数条时,称为亚二倍体。若某对染色体少了一条(2n-1),细胞染色体数目为 45,即构成单体型(monosomy)。临床上常见的有 21 号、22 号和 X 染色体的单体型,核型为 45,XX(XY),-21;45,XX(XY),-22 和 45,X。

B. 超二倍体:当体细胞中染色体数目多了一条或数条时,称为超二倍体。在超二倍体的细胞中某一同源染色体的数目不是 2 条,而是 3 条、4 条……

若某对染色体多了一条(2n+1),细胞内染色体数目为 47,即构成三体型(trisomy),这是人类染色体数目畸变中最常见、种类最多的一类畸变。

三体型以上的统称为多体型(polysomy)。多体型常见于性染色体中,如性染色体四体型(48,XXXX;48,XXXY;48,XXYY)和五体型(49,XXXXX;49,XXXYY)等。

一个个体内同时存在两种或两种以上核型的细胞系,这种个体称嵌合体(mosaic)。如

46,XX/47,XXY、45,X/46,XX 等。嵌合体可以是数目异常之间、结构异常之间以及数目和结构异常之间的嵌合。

有时细胞中某些号的染色体数目发生了异常,其中有的增加,有的减少,而增加和减少的染色体数目相等,结果染色体总数不变,还是二倍体数(46 条),但不是正常的二倍体核型,则称为假二倍体(pseudodiploid)。

(2) 染色体数目异常的机制

1) 整倍体改变发生的机制:主要有双雌受精、双雄受精、核内复制和核内有丝分裂等。

A. 双雄受精:一个正常的卵子同时与两个正常的精子发生受精称为双雄受精(diandry)。

B. 双雌受精:一个二倍体的异常卵子与一个正常的精子发生受精,从而产生一个三倍体的合子,称为双雌受精(digyny)。

C. 核内复制(endoreduplication):是在一次细胞分裂时,DNA 不是复制一次,而是复制了两次,而细胞只分裂了一次。这样形成的两个子细胞都是四倍体。

归纳来说,三倍体的形成原因可为双雌受精或双雄受精;四倍体形成的主要原因是核内复制。

2) 非整倍体异常发生的机制

A. 染色体不分离:在细胞进入中、后期时,如果某一对同源染色体或姊妹染色单体彼此没有分离,而是同时进入一个子细胞,结果所形成的两个子细胞中,一个将因染色体数目增多而成为超二倍体,另一个则因染色体数目减少而成为亚二倍体,这个过程称为染色体不分离(non-disjunction)。染色体不分离可以发生在细胞的有丝分裂过程,也可以发生在配子形成时的减数分裂过程。

染色体不分离发生在受精卵的卵裂早期的有丝分裂过程。卵裂早期某一染色体的姊妹染色单体不分离,可导致产生由两种细胞系或三种细胞系组成的嵌合体。不分离发生在第一次卵裂,则形成具有两个细胞系的嵌合体,一个为超二倍体细胞系,一个为亚二倍体细胞系。不分离发生在第二次卵裂以后,即形成具有三个或三个以上细胞系的嵌合体(46/47/45)。不分离发生得越晚,正常二倍体细胞系的比例越大,临床症状也相对较轻。

减数分裂时发生染色体不分离。染色体不分离发生在第一次减数分裂,使得某一对同源染色体不分离,同时进入一个子细胞核,所形成的配子中,一半将有 24 条染色体(n+1),另一半将有 22 条(n-1)。与正常配子受精后,将形成超二倍体或亚二倍体。若在第二次减数分裂发生染色体不分离,所形成的配子的染色体数将有以下几种情况:1/2 为 n、1/4 为(n+1)、1/4 为(n-1)。它们与正常配子受精后,得到相应的二倍体、超二倍体、亚二倍体。

B. 染色体丢失(chromosome lose):又称染色体分裂后期延滞(anaphase lag),在细胞有丝分裂过程中,某一染色体未与纺锤丝相连,不能移向两极参与新细胞的形成;或者在移向两极时行动迟缓,滞留在细胞质中,造成该条染色体的丢失而形成亚二倍体。染色体丢失也是嵌合体形成的一种方式。

按照 ISCN1978,非整倍体的描述方法为"染色体总数,性染色体组成,+(-)畸变染色体序号"。

2. 染色体结构畸变及其产生机制

（1）染色体结构畸变产生的基础：染色体结构畸变的发生受多种因素的影响，如物理因素、化学因素、生物因素和遗传因素等。在这些因素的作用下，首先是染色体发生断裂（breakage），然后是断裂片段的重接（rejoin）。断裂的片段如果在原来的位置上重新接合，称为愈合或重合（reunion），即染色体恢复正常，不引起遗传效应。如果染色体断裂后未在原位重接，也就是断裂片段移动位置与其他片段相接或者丢失，则可引起染色体结构畸变又称染色体重排（chromosomal rearrangement）。

（2）染色体结构畸变的描述方法：人类细胞遗传学命名的国际体制（ISCN）制定了有关人类染色体以及染色体畸变等的命名方法。结构畸变染色体核型的描述方法有简式和详式两种：①简式：在简式中，对染色体结构的改变只用其断点来表示。按国际命名规定，应依次写明染色体总数，性染色体组成，然后用一个字母（如 t）或三联字符号（如 del）写明重排染色体的类型，其后的第一个括弧内写明染色体的序号，第二个括弧写明区号、带号以表示断点。②详式：在详式中，除了简式中应写明的内容外，与简式有所不同，即是在最后一个括弧中不是只描述断裂点，而是描述重排染色体带的组成。

（3）常见的染色体结构畸变：临床上常见的染色体结构畸变有：缺失、重复、易位、倒位、环状染色体和等臂染色体等。断裂及断裂片段的重接是各种染色体结构畸变产生的基本机制。

1）缺失（deletion）：是染色体片段的丢失，缺失使位于这个片段的基因也随之发生丢失。按染色体断点的数量和位置可分为末端缺失和中间缺失两类：①末端缺失（terminal deletion）指染色体的臂发生断裂后，未发生重接，无着丝粒的片段不能与纺锤丝相连而丢失。②中间缺失（interstitial deletion）指一条染色体的同一臂上发生了两次断裂，两个断点之间的片段丢失，其余的两个断片重接。

2）重复（duplication）：是一个染色体上某一片段增加了一份以上的现象，使这些片段的基因多了一份或几份。原因是同源染色体之间的不等交换或染色单体之间的不等交换以及染色体片段的插入等。

3）倒位（inversion）：是某一染色体发生两次断裂后，两断点之间的片段旋转180°后重接，造成染色体上基因顺序的重排。染色体的倒位可以发生在同一臂（长臂或短臂）内，也可以发生在两臂之间，分别称为臂间倒位和臂内倒位：①臂内倒位（paracentric inversion）：一条染色体的某一臂上同时发生了两次断裂，两断点之间的片段旋转180°后重接。②臂间倒位（pericentric invcrsion）：一条染色体的长、短臂各发生了一次断裂，中间断片颠倒后重接，则形成了一条臂间倒位染色体。

4）易位（translocation）：是一条染色体的断片移接到另一条非同源染色体的臂上。常见的易位方式有相互易位、罗伯逊易位和插入易位等。①相互易位（reciprocal translocation）是两条染色体同时发生断裂，断片交换位置后重接，形成两条衍生染色体（derivation chromosome）。当相互易位仅涉及位置的改变而不造成染色体片段的增减时，则称为平衡易位。②罗伯逊易位（Robertsonian translocation）又称着丝粒融合（centric fusion）。这是发生于近端着丝粒染色体的一种易位形式。当两个近端着丝粒染色体在着丝粒部位或着丝粒附近部位发生断裂后，二者的长臂在着丝粒处接合在一起，形成一条由长臂构成的衍生染色体；两个短臂则构成一个小染色体,小染色体往往在第二次分裂时丢失,这可能是由于其缺乏着丝粒或者是由于其完全由异染色质构成所至。由于丢失的小染色体几乎全是异染色质,而由两条长臂构成的染色体上则几乎包含了两条染色体的全部基因,因此,罗伯逊易位携带者虽然只有45条染色体,但表型一般正常,只在形成配子的时候会出现异常,造成胚胎死亡而流产或出生先天畸形等患儿。

A. 环状染色体:一条染色体的长、短臂同时发生了断裂,含有着丝粒的片段两断端发生重接,即形成环状染色体。

B. 双着丝粒染色体:两条染色体同时发生一次断裂后,两个具有着丝粒的片段的断端相连接,形成了一条双着丝粒染色体(dicentric chromosome)。

C. 等臂染色体:一条染色体的两个臂在形态遗传结构上完全相同,称为等臂染色体(isochromosome)。

5) 插入(insertion):是一条染色体的片段插入到另一染色体中的现象。它实际上也是一种易位。

(五) 染色体病

染色体数目或结构异常引起的疾病称为染色体病(chromosomal disorder)。这类疾病的实质是染色体上的基因或基因群的增减或变位影响了众多基因的表达和作用,严重地破坏了基因的平衡状态,因而妨碍了人体相关器官的分化发育,造成机体形态和功能的异常。染色体病表型的轻重程度主要取决于染色体上所累及基因的数量和功能。

染色体病按染色体种类和表型可分为三种:常染色体病、性染色体病和染色体异常的携带者。染色体病在临床上和遗传上一般有如下特点:①染色体病患者均有先天性多发畸形(包括特殊面容)、生长、智力或性发育落后、特殊肤纹;②绝大多数染色体病患者呈散发性,即双亲染色体正常,畸变染色体来自双亲生殖细胞或受精卵早期卵裂新发生的染色体畸变,这类患者往往无家族史;③少数染色体结构畸变的患者是由表型正常的双亲遗传而得,其双亲之一为平衡的染色体结构重排携带者,可将畸变的染色体遗传给子代,引起子代的染色体不平衡而致病,这类患者常伴有家族史。

染色体异常常见于自发流产胎儿、高龄孕妇的胎儿、先天畸形或发育异常患者、不育或流产夫妇。其中以染色体数目异常为主,特别是非整倍体中的三体型。

1. 常染色体病(autosomal disease) 是由常染色体数目或结构异常引起的疾病。常染色体病约占染色体病的2/3。包括三体综合征、单体综合征、部分三体综合征、部分单体综合征和嵌合体等。常见的主要有Down综合征,其次为18-三体综合征,偶见13-三体及5p-综合征等。患者一般均有较严重或明显的先天性多发畸形、智力和生长发育落后,常伴特殊肤纹,即所谓的"三联征"。

(1) Down综合征:也称21-三体综合征或先天愚型,是发现最早、最常见,因而也是最重要的染色体病。1866年,英国医生J Down首先描述,故命名为Down综合征(Down syndrome,DS)。本病具有母亲生育年龄偏大和单卵双生的一致性两个特点,并很早就引起注意。1959年,法国细胞遗传学家Lejeune首先证实本病的病因是多了一个小的G组染色体(后来确定为21号),故本病又称为21-三体综合征。

1) Down 综合征的发生率：新生儿的 DS 发生率约为 1/1000～2/1000。发生率随母亲生育年龄的增高而增高，尤其当母亲年龄大于 35 岁时，发生率明显增高。

2) Down 综合征的表型特征：DS 患者有多种临床表现，其主要表现为智力低下（患者的 IQ 值在 20～60，平均为 40～50 岁）、发育迟缓和特殊面容。

3) DS 一般特点包括：①这是一种很明确的综合征；②多数情况下，都是新发生的、散在的病例，家庭中很少有一个以上的该病患者；③单卵双生具有一致性；④男性患者没有生育力，而极少数女性患者可生育；⑤随母亲年龄增加该病的发生率也升高，尤其当母亲大于 35 岁时发病率明显升高；⑥病人的预期寿命短；⑦表型特征的表现度不同；⑧急性白血病死亡率增加了 20 倍。

4) Down 综合征的遗传分型：根据患者的核型组成不同，可将 Down 综合征分为三种遗传学类型。

A. 游离型：游离型（21-三体型）即标准型。据统计，此型约占全部患者的 92.5%。核型为 47,XX(XY),+21。此型的发生绝大部分与父母核型无关，它是生殖细胞形成过程中，在减数分裂时不分离的结果。染色体不分离发生在母方的病例约占 95%，另 5% 见于父方，且主要为第一次减数分裂不分离。

B. 易位型：此型约占 5%，增加的一条 21 号染色体并不独立存在，而是与 D 组或 G 组的一条染色体发生罗伯逊易位，染色体总数为 46，其中一条是易位染色体。最常见的是 D/G 易位，如核型为 46,XX(XY),−14,+t(14q21q)；其次为 G/G 易位，如核型 46,XX(XY),−21,+t(21q21q)。患者的易位染色体，如果是由亲代传递而来的，其双亲之一通常是表型正常的染色体平衡易位携带者（balanced translocation carrier），其核型为 45,−21,+t(Dq21q) 或 45,+t(Gq21q)。染色体平衡易位携带者在生殖细胞形成时，理论上经减数分裂可以产生 6 种类型的配子，但实际上只有 4 种配子形成，故与正常个体婚配后，将产生 4 种核型的个体。由此可见，染色体平衡易位携带者虽外表正常，但其常有自然流产或死胎史，所生子女中，约 1/3 正常，1/3 为易位型先天愚型患儿，1/3 为平衡易位携带者。但如果父母之一是 21/21 平衡易位携带者时，1/2 胎儿将因核型为 21 单体而流产，1/2 核型为 46,−21,+t(21q21q)，因此，活婴将 100% 为 21/21 易位型先天愚型患儿。所以 21/21 平衡易位携带者不应生育。

C. 嵌合型：此型较少见，约占 2%。

5) Down 综合征的诊断

A. 临床筛查：DS 临床诊断的正确率甚高，90% 以上的病例根据典型的 DS 面容及智力低下即可做出诊断，如 DS 在新生儿期除特殊面容外还有肌张力低、第三囟门、通贯手、小指短而内弯、小指一条褶纹、足跖沟、足第 1、2 趾间距宽（草鞋足）等易被观察的临床指征。

B. 染色体检查：绝大部分为 21 三体型，少数为嵌合型和易位型。染色体检查对本病的诊断是决定性的。

C. 血液学改变：DS 病人白细胞计数正常，中性粒细胞相对增多，分叶少且呈核左移。

D. 酶的改变：过氧化物歧化酶（SOD-1）基因定位于 21q22。21-三体综合征患者细胞中 SOD-1 的含量较正常人高 50%。中性粒细胞的碱性磷酸酶活性也较正常人高 50%，其基因也定位于 21 号染色体上。

6) Down 综合征预防

A. 为防止 DS 患儿的出生,对 35 岁以上的孕妇、30 岁以下但生育过 DS 患儿的孕妇或其双亲之一是平衡易位携带者或嵌合体者应做产前检查,如取孕 16～20 周的羊水细胞或 9～12 周的绒毛膜细胞做染色体检查,如胎儿为 21-三体,则应终止妊娠。

B. 年龄在 30 岁以下,且生过 21-三体患儿及一级亲属中有 DS 患者或有平衡易位携带者的妇女,应做染色体检查。如孕妇为平衡易位携带者应做产前检查,21/21 易位携带者则不应生育。

C. 育龄妇女妊娠前后应避免接受较大剂量射线照射。不随便服用化学药物。预防病毒感染。

(2) 18-三体综合征:本病由 Edward 等于 1960 年首先报道,故又称为 Edward 综合征(Edward syndrome)。

1) 18-三体综合征的临床特点:新生儿发病率约为 1/3500～1/8000。男女性别比为 1∶4。

2) 核型与遗传学:80% 患者为 47,+18,发生与母亲年龄增大有关;另 10% 为嵌合型,即 46/47,+18;其余为各种易位,主要是 18 号与 D 组染色体易位,双亲是平衡易位携带者而导致 18-三体综合征很少。

(3) 13-三体综合征:1957 年 Bartholin 等记述了该病的临床特征。1960 年 Patau 等确认其为 13-三体,故又称为 Patau 综合征。

1) 13-三体综合征的临床特征:新生儿中的发病率约为 1/25 000,女性明显多于男性。

2) 核型与遗传学:80% 的病例为游离型 13-三体,即 47,+13;其发生与母亲年龄有关,额外的 13 号染色体大多来自母方第一次减数分裂的不分离。其次为易位型,从 13q14q 为多见,约占易位型的 58%,13q13q 占 38%,13q15q 占 4%。

(4) 5p-综合征:1963 年由 Lejeune 等首先报道,因患儿具特有的猫叫样哭声,故又称为猫叫综合征(cri du chat syndrome)。

1) 5p-综合征的临床特征:群体发病率为 1/50 000,在低智能儿中约占 1%～1.5%,在小儿染色体病中占 1.3%,在常染色体结构异常病儿中居首位。本病的最主要临床特征是患儿在婴幼儿期的哭声非常似小猫的咪咪声。大部分患者能活到儿童,少数可活到成年。

2) 核型与遗传学:患者 5 号染色体短臂缺失的片段大小不一,经多个 DAN 探针检测,证实 5p15 为本病缺失片段,即本病是 5p15 缺失引起。

2. 性染色体病(sex chromosome disease) 指性染色体 X 或 Y 发生数目或结构异常所引起的疾病。性染色体虽然只有 1 对,但性染色体病约占染色体病的 1/3;总发病率为 1/500。

(1) Klinefelter 综合征:1942 年,Klinefelter 等首先报道而命名为 Klinefelter 综合征(Klinefelter syndrome),也称先天性睾丸发育不全或原发性小睾丸症。本病亦称为 XXY 综合征。

1) 发生率:本病发生率相当高,在男性新生儿中占 1/1000～2/1000,在身高 180cm 以上的男性中占 1/260,在精神病患者或刑事收容所中占 1/100,在不育的男性中占 1/10。

2) 临床表现:以身材高、睾丸小、第二性征发育差、不育为特征。患者四肢修长、身材高、胡须阴毛稀少,成年后体表脂肪堆积似女性;音调较高,喉节不明显;新生儿期睾丸大小正常,但至青春期时睾丸小而硬,体积为正常人的1/3;睾丸精曲小管基膜增厚,呈玻璃样变性,无精子。典型病例的血浆睾酮仅为正常人的一半。就不同核型患者临床表现分析,个别嵌合型患者可有生育;X染色体数目越多,性征和智力发育障碍愈严重,伴有的体格异常更多。

3) 核型与遗传学:80%~90%的病例为47,XXY;约10%~15%为嵌合型。本征额外的染色体由细胞分裂时染色体的不分离产生。

4) 治疗:在染色体分析确诊后,于青春期用雄激素替代治疗,以维持男性表型,改善患者心理状态。

(2) Turner综合征:1938年,Turner首先报道并命名为Turner综合征(Turner syndrome),也称为女性先天性生殖腺发育不全或先天性卵巢发育不全综合征,又称为45,X或45,X综合征。

1) 发生率:在新生女婴中约为1/5000,但在自发流产胎儿中可高达18%~20%。

2) 临床表现:典型患者以性发育幼稚、身材矮小(120~140cm)、肘外翻为特征。患者出生体重轻,新生儿期脚背有淋巴样肿,十分特殊;面容:内眦赘皮,上睑下垂,小颌;后发际低,约50%有蹼颈,乳间距宽,第四、五掌骨短,皮肤色素痣增多,性腺为纤维条索状,无滤泡、子宫,外生殖器及乳房幼稚型。

3) 核型和遗传学:约55%病例为45,X,还有各种嵌合型和结构异常的核型。一般说来,嵌合型的临床表现较轻,轻者有可能有生育力。本病的单个X染色体大多来自母亲。

4) 预后及治疗:除少数患者由于严重畸形在新生儿期死亡外,一般均能存活。青春期用女性激素治疗可以促进第二性征和生殖器官的发育,月经来潮,改善患者的心理状态,但不能促进长高和解决生育问题

(3) XYY综合征:1961年由Sandburg等首次报道。本病在男女中的发生率为1/900。核型为47,XYY,额外的Y染色体肯定来自父方精子形成过程中第二次减数分裂时发生Y染色体的不分离。XYY男性的表型一般正常,患者身材高大,常超过180cm,偶尔可见尿道下裂,隐睾,睾丸发育不全并有生精过程障碍和生育力下降;但大多数男性可以生育。

(4) 多X综合征:1959年,Jacob首先发现1例47,XXX女性,称之为"超雌"。本病发生率在新生女婴中为1/1000。X三体女性可无明显异常,约70%病例的青春期第二性征发育正常,并可生育;约2/3患者智力稍低。X染色体越多,智力发育越迟缓,畸形亦越多见。核型多数为47,XXX。体细胞间期核内X小体数目增多,额外的X染色体,几乎都来自母方减数分裂的不分离,且主要在第一次。

(5) 染色体正常的性发育异常:这类患者可由基因突变所致,虽然染色体正常,但染色体检查可确定核型,将有助于诊断。

1) 真两性同体:患者既有睾丸又有卵巢,内外生殖器间性,第二性征发育异常。核型:约57%为46,XX,12%为46,XY,5%为46,XX/46,XY,余为各种染色体异常。

2) 假两性同体

A. 女性假两性同体:核型为46,XX。性腺为卵巢,内外生殖器呈间性,第二性征发育有男性化倾向。

B. 男性假两性同体:核型为46,XY。性腺为睾丸,内外生殖器呈间性,第二性征异常。

部分有女性化表型。

(6) 脆性 X 染色体综合征

1) 发病率:本病在逻辑性中的发病率为 1/1000~1/1500,仅次于 Down 综合征。在所有逻辑性智力低下患者约 10%~20% 为本病所引起。

2) 临床表现:主要表现为中度到重度的智力低下,其他常见的特征尚有身长和体重超过正常儿,发育快,前额突出,面中部发育不全,下颌大而前突,大耳,高腭弓,唇厚,下唇突出,另一个重要的表现是大睾丸症。女性杂合子中约 1/3 可有轻度智力低下。

3) 发病的分子机制:现今在 X 脆性部门已发现了致病基因 FMR-1,它含有(CGC)n 三核甘酸重复序列,后者在正常人约为 30 拷贝,而在正常男性传递者和女性携带者增多到 150~500bp,称为小插入,相邻的 CpG 岛未被甲基化,这种前突变(premutation)无或只有轻微症状。女性携带者的 CGG 区不稳定,在向受累后代传递过程中扩增,以致在男性患者和脆性部位高表达的女性达到 1000~3000bp,相邻的 CpG 岛也被甲基化。这种全突变(full mutation)可关闭相邻基因的表达,从而出现临床症状。由前突变转化为完全突变只发生母亲向后代传递过程中。

4) 治疗:Lejeune 认为叶酸缺乏是 Fra X 综合征时智力低下的原因,他用大剂量叶酸治疗患者获得了良好的效果。

三、英 语 词 汇

染色体　chromosomes
常染色体　autosomes
性染色体　sex chromosomes
核型　karyotype
X 染色质　X chromatin
G 显带　G banding
《人类细胞遗传学命名的国际体制》　*An International System for Human Cytogenetics Nomenclature*,ISCN

染色体畸变　chromosome aberration
单体型　monosomy
三体型　trisomy
染色体不分离　chromosome non-disjunction
缺失　deletion
重复　duplication
倒位　inversion
易位　translocation
染色体病　chromosomal disorder

四、名 词 解 释

1. 染色体组:在真核生物中,一个正常生殖细胞(配子)中所含的全套染色体。
2. 二倍体:具有两个染色体组的细胞。
3. 核型:是一个细胞内的全部染色体按其大小和形态特征排列所构成的图像。
4. 染色体畸变:是体细胞或生殖细胞内染色体发生的异常改变。
5. 亚二倍体:体细胞中染色体数目少了一条或数条的个体。
6. 三体型:某对染色体多了一条(2n+1),细胞内染色体数目为 47 的个体。
7. 染色体不分离:在细胞进入中、后期时,如果某一对同源染色体或姊妹染色单体彼此没有分离,而是同时进入一个子细胞,结果所形成的两个子细胞中,一个将因染色体数目增多而成为超二倍体,另一个则因染色体数目减少而成为亚二倍体的过程。

8. 重复:是一个染色体上某一片段增加了一份以上的现象。

9. 倒位:是某一染色体发生两次断裂后,两断点之间的片段旋转180°后重接,造成染色体上基因顺序重排的现象。

10. 易位:一条染色体的断片移接到另一条非同源染色体的臂上的结构畸变。

11. 染色体病:染色体数目或结构异常引起的疾病。

五、问 答 题

1. 简述人类染色体的多态性。

答:染色体的多态性是指在正常人群中可看到各种染色体的恒定微小变异,主要表现为一对同源染色体的形态、结构、带纹宽度和着色强度等方面有明显的差异,按孟德尔方式遗传的,通常没有明显的表型效应或病理学意义,如近端着丝粒染色体的短臂及随体柄部副缢痕的增长或缩短,随体的有无,大小及重复等。

2. 什么是染色体异常携带者?他们的后代如何?

答:染色体异常携带者是指本身带有结构异常的染色体而表型正常的个体,一般包括倒位染色体和易位染色体两类。由于倒位染色体和易位染色体一般没有遗传物质的丢失,所以通常没有表型的改变,但在生育后代时常有自然流产、早产、死胎等情况。

3. 简述染色体异常综合征。

答:染色体异常综合征又称染色体病。它是指由于染色体数目异常或结构异常所导致的疾病,它分为常染色体数目异常综合征或常染色体病;性染色体异常所导致的疾病为性染色体病。

4. 简述人类染色体畸变的主要类型。

答:

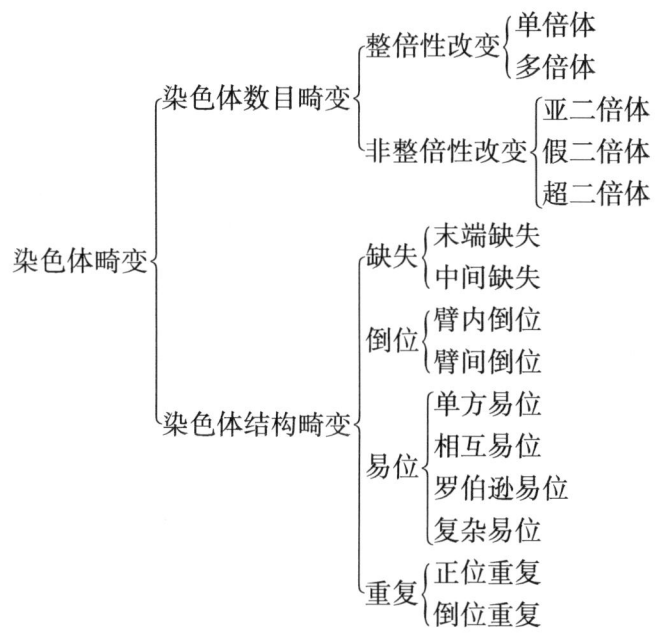

5. 简述罗伯逊易位的概念及后果。

答：两个近端着丝粒染色体之间通过着丝粒融合形成的易位叫罗伯逊易位，在形成罗伯逊易位时，因两个染色体的断裂点发生在着丝粒处，随后两条染色体的长臂在着丝粒处融合形成一个大的亚中部着丝粒染色体，两个短臂也融合形成一个很小的染色体。由于小染色体所含遗传物质小，一般会丢失。

6. 简述人类染色体标本的制备技术有哪些？

答：(1) 外周血淋巴细胞培养和染色体制备。
(2) 羊水细胞培养和染色体标本的制备。
(3) 绒毛细胞染色体标本制备。
(4) 骨髓细胞染色体畸变与染色体病。

7. 根据 ISCN 描述染色体上某一种特定带时需要写明哪些内容？

答：①染色体序号；②臂的符号；③区号；④带号。例如：1p36 表示第 1 号染色体，短臂，3 区 6 带。

8. 21-三体综合征的别名有哪些？有哪些类型？其核型各是什么？主要的临床表现是什么？

答：①21-三体综合征也叫做先天愚型，Down 综合征，是儿科中最为常见的一种常染色体病；②该病有三种类型：游离型 21-三体、易位型 21-三体和嵌合型 21-三体其核型分别为：47，XX(XY)，+21；46，XX(XY)，-14，+T(14;21)(p11;q11) 和 46，XX(XY)/47，XX(XY)，+21；③临床表现：包括智力低下，特殊面容，手足畸形及特殊的皮肤纹理改变(通贯手)，重要脏器畸形等。

9. 整倍体异常发生的机制有哪些？

答：(1) 一般认为整倍体异常发生的机制有双雄受精，双雌受精和核内复制。
(2) 双雄受精：两个精子同时进入一个卵子受精可形成三倍体。
(3) 双雌受精：一个二倍体的异常卵子与一个正常精子发生受精形成三倍体。
(4) 核内复制：细胞分裂时，DNA 复制了两次，而细胞只分裂一次，可形成四倍体。

10. 根据 ISCN 规定，对于一个染色体结构畸变的核型，用简式描述应包含哪些内容？举例说明。

答：①染色体总数；②性染色体组成；①和②；③畸变类型的符号；④受累染色体的序号；⑤断裂点的区带号；④和⑤。

例如：46，XY，t(2;5)(q21;q31)。

六、填 空 题

1. 根据着丝粒位置的不同，人类染色体可分为_____、_____、_____3 种类型。
2. 一个正常人体细胞中有_____对染色体，其中_____对为男女共有称为_____。
3. 人类正常细胞中 23 对染色体中，除了男女共有的_____外，另_____对因男女性别而异称为_____。
4. 人类染色体可分为_____组，其中 X 染色体的大小和_____组染色体相似，Y 染色体大小和_____组染色体相似。

5. 正常女性的 X 染色质数为_____,而正常男性的 X 染色质数为_____。
6. ISCN 是表示_____。
7. 染色体畸变包括_____和_____两大类。
8. 染色体数目畸变包括_____和_____异常。
9. 整倍体异常产生的原因有_____,_____和_____。
10. 染色体非整倍体异常分为_____,_____和_____3 种类型。
11. 非整倍体异常的产生原因主要有_____和_____。
12. 按 ISCN 规定,对于一个有染色体结构畸变的核型描述,用简式表述时,需要描述以下内容:①_____;②_____;③_____;④_____;⑤_____。
13. 两条染色体同时发生断裂后两个断片相互交换位置后重接,这种易位发生在两条近端着丝粒染色体之间的易位叫_____。
14. 染色体倒位包括_____和_____两类。
15. 某妇女发生习惯性流产,做细胞遗传学检查后发现,其 9 号染色体短臂 2 区 1 带到长臂 3 区 1 带之间的片段发生倒位则该妇女的核型简式描述_____。
16. 某妇女发生 5 次早期自发流产,经染色体检查,她丈夫染色体发生了 14 号染色体和 15 号染色体相互易位,其断裂点分别为 14q13 和 15q26,其核型简式描述_____。
17. 孕妇年龄越大,生出 21-三体患儿的可能性也越_____。
18. 某一个染色体称为脆性 X 染色体,畸变类型属于_____畸变。

七、是 非 题

1. 精子的染色体数目为二倍体。(   )
2. 最常用的染色体显带技术是 Q 显带。(   )
3. 近端着丝粒染色体没有短臂。(   )
4. 单体型是指在二倍体基础上减少一条染色体。(   )
5. 亚二倍体是在二倍体基础上减少一组染色体。(   )
6. 核型为 46,XX/45,X 的人是嵌合体。(   )
7. 某人核型 47,XX,+21 该人呈多倍体。(   )
8. 女性的两条 X 染色体中,一条为失活的 X 染色质,它的失活是随机的。(   )
9. 46,XY,del(2)(p31)表示 2 号染色体短臂 3 区 1 带断裂造成了该处以远的末端缺失。(   )
10. 正常女性口腔上皮细胞的 X 染色质和 Y 染色质检查结果 X 染色质阳性,Y 染色质阴性。(   )
11. Turner 综合征患者的核型为 47,XXY。(   )
12. 嵌合体是由于受精卵在某次减数分裂中染色体不分离造成的。(   )
13. Down 综合征患者的主要特征之一是智力发育不全。(   )
14. Down 综合征患者都具有通贯手。(   )
15. 脆性 X 综合征是只通过男性携带者传递。(   )
16. 染色体断裂后,断片颠倒 180°后重新接到断端造成的染色体异常叫重复。(   )

17. 先天愚型和易位型先天愚型的核型完全一样。（ ）
18. 母亲年龄是影响常染色体异常综合征的因素之一。（ ）
19. "摇椅底足"是13-三体和18-三体综合征的临床表现之一。（ ）
20. 染色体不分离如发生在减数分裂的第二次分裂不会造成染色体异常。（ ）

八、选 择 题

A 型题

1. 近端着丝粒染色体之间通过着丝粒融合而形成的易位称为（ ）
   A. 单方易位　　　　　　B. 衔接易位　　　　　　C. 罗伯逊易位
   D. 复杂易位　　　　　　E. 易位

2. 四倍体的形成可能是（ ）
   A. 双雄受精　　　　　　B. 双雌受精　　　　　　C. 核内复制
   D. 不等位交换　　　　　E. 染色体丢失

3. 嵌合体形成的原因可能是（ ）
   A. 卵裂过程中发生了联会的同源染色体不分离
   B. 生殖细胞形成过程中发生了染色体丢失
   C. 生殖细胞形成过程中发生了染色体不分离
   D. 卵裂过程中发生了染色体不分离
   E. 以上都错

4. 46,XY,t(2;5)(q21;q31)表示（ ）
   A. 某女性体内发生了染色体的插入
   B. 某男性体内发生了染色体易位
   C. 某男性带有等臂染色体
   D. 某女性个体带有易位型的畸变染色体
   E. 某正常男性核型

5. 如果在某体细胞中染色体的数目在二倍体的基础上增加一条可形成（ ）
   A. 单倍体　　　　　　　B. 三倍体　　　　　　　C. 单体型
   D. 三体型　　　　　　　E. 多体型

6. 如果染色体的数目在二倍体的基础上减少一条则形成（ ）
   A. 单倍体　　　　　　　B. 三倍体　　　　　　　C. 单体型
   D. 三体型　　　　　　　E. 多体型

7. 一个个体中含有不同染色体数目的三个细胞系,这种情况称为（ ）
   A. 三体型　　　　　　　B. 嵌合体　　　　　　　C. 非整倍体
   D. 三倍体　　　　　　　E. 二倍体

8. 染色体数目异常形成的可能性原因是（ ）
   A. 染色体断裂和倒位　　　　　　B. 染色体倒位和不分离,核内复制
   C. 染色体断裂和丢失　　　　　　D. 染色体不分离和丢失,核内复制

E. 核内复制

9. 某一个体其体细胞中染色体的数目比二倍体多了一条称为( )
   A. 亚二倍体 B. 超二倍体 C. 多倍体
   D. 嵌合体   E. 多体型

10. 若某一个核型为47,XX,+21/46,XX 则表明该个体称为( )
    A. 常染色体结构异常的嵌合体   B. 性染色体结构异常的嵌合体
    C. 常染色体数目异常的嵌合体   D. 性染色体数目异常的嵌合体
    E. 同源性嵌的合体

11. 14/21罗迫逊易位携带者与正常人婚配,婚后生育了二男孩,试问此男孩患Down综合征的风险是( )
    A. 1   B. 1/2   C. 1/4
    D. 1/3   E. 1/6

12. 下列哪种疾病应进行染色体检查( )
    A. Down综合征   B. 苯丙酮尿症   C. 白化病
    D. 地中海贫血   E. HbS

13. 含有三个细胞系的嵌合体可能是由于以下哪种原因造成的( )
    A. 减数分裂中第一次有丝分裂时染色体不分离
    B. 减数分裂中第二次有丝分裂时染色体不分离
    C. 受精卵第一次卵裂后染色体不分离
    D. 受精卵第二次卵裂后染色体不分离
    E. 有丝分裂时同源染色体不分离

14. 染色体结构畸变的基础是( )
    A. 姊妹染色单体交换   B. 染色体断裂和变异重接   C. 染色体核内复制
    D. 染色体不分离   E. 染色休丢失

15. 染色体畸变中非整倍性改变的机制可能是( )
    A. 染色体断裂   B. 核内复制   C. 倒位
    D. 染色体不分离 E. 重复

16. Down综合征属于染色体畸变中的( )
    A. 三体型数目畸变   B. 三倍体数目畸变   C. 单体型数目畸变
    D. 单倍体数目畸变   E. 二倍体数目畸变

17. 经染色体检查发现某个体是具有一个臂间倒位异常染色体的携带者该个体可能形成几种染色体异常的生殖细胞( )
    A. 1种   B. 2种   C. 3种
    D. 4种   E. 5种

18. 人类的精子发生过程中如果第一次减数分裂时一个初级精母细胞发生了同源染色体的不分离现象向第二次分裂正常进行,则其可形成( )
    A. 1个异常性细胞   B. 2个异常性细胞   C. 3个异常性细胞
    D. 4个异常性细胞   E. 5个异常性细胞

19. 若某个人核型为46,XX,del(1)(pter→q21)则表明在其体内的染色体发生了（   ）
    A. 缺失   B. 倒位   C. 易位
    D. 插入   E. 重复

20. 若某人核型为46,XX,dup(3)(q12;q21)则表明在其体内的染色体发生了（   ）
    A. 缺失   B. 倒位   C. 重复
    D. 插入   E. 易位

21. 若某人核型为46,XX,inv(9)(p12;q31)则表明体内染色体发生了（   ）
    A. 缺失   B. 倒位   C. 易位
    D. 插入   E. 重复

22. 若某人核型为46,XX,t(4;5)(q35;p11)则表明体内染色体发生了（   ）
    A. 缺失   B. 倒位   C. 易位
    D. 插入   E. 重复

23. 两条非同源染色体同时发生断裂断片交换位置后重接,结果造成（   ）
    A. 缺失   B. 倒位   C. 插入
    D. 易位   E. 重复

24. 一条染色体发生两次断裂后,断片未能与断端重接结果造成（   ）
    A. 缺失   B. 倒位   C. 易位
    D. 插入   E. 重复

25. 一条染色体发生两次断裂后,断片颠倒180℃后断端重接,结果造成（   ）
    A. 缺失   B. 倒位   C. 易位
    D. 插入   E. 重复

26. 先天性睾丸发育不全综合征患者的核型是（   ）
    A. 45,XO   B. 47,XX(XY),+21   C. 47,XXY
    D. 45,XX(XY),-14,-21,+t(14;21)(p11;q11)   E. 47,XXX

27. 先天性卵巢发育不全综合征患者的核型是（   ）
    A. 45,XO   B. 47,XXY   C. 47,XX(XY),+21
    D. 45,XX(XY),-14,-21,+t(14;21)(p11;q11)   E. 47,XXX

28. 14/21易位型先天愚型携带者的核型（   ）
    A. 47,XXY   B. 45,XX(XY),-14,-21,+t(q14;q21)
    C. 47,XX(XY),+21   D. 46,XX(XY),-14,+t(q14;q21)
    E. 45,XO/46,XX

29. 14/21易位型先天愚型患者的核型是（   ）
    A. 47,XXY
    B. 47,XX(XY),+21
    C. 45,XX(XY),-14,-21(p11;q11)
    D. 46,XX(XY),-14,-21,+t(14;21)(p11;q11)
    E. 46,XX/47,XX,+21

30. 21-三体综合征的临床表现（   ）

A. 智力低下,伴眼距宽,鼻梁塌陷,通贯手,趾间距宽

B. 智力低下,伴眼距宽,头皮缺损,严重唇裂

C. 智力正常,眼距宽,通贯手

D. 智力正常,通贯手,趾间距宽

E. 以上都不是

31. 13-三体综合征的临床表现(　　)

    A. 智力低下伴,头皮缺损,多指,严重唇裂及腭裂

    B. 智力低下伴,头皮张力亢进,特殊握拳姿势,摇椅足

    C. 智力低下伴,长脸,大耳朵,大下巴,大睾丸

    D. 智力较低,特殊握拳姿势

    E. 智力正常,身材矮小,肘外翻,乳腺发育差,乳间距宽

32. 18-三体综合征的临床表现(　　)

    A. 智力低下,伴眼距宽,鼻梁塌陷,通贯手,趾间距宽

    B. 智力低下,伴头皮缺损,多指,严重唇裂及腭裂

    C. 智力低下,伴肌张力亢进,特殊握拳姿势,摇椅足

    D. 智力低下,长脸,大耳朵,大下巴,大睾丸

    E. 智力低下(较差),长脸,大下巴,大耳朵

33. Turner 综合征的临床表现(　　)

    A. 智力正常,身材矮小,肘外翻,乳腺发育,乳间距宽

    B. 智力正常,伴肌张亢进,特殊握拳姿势,摇椅足

    C. 智力正常,伴头皮缺损,多指,严重唇裂及腭裂

    D. 智力正常,伴长脸,大耳朵,大下巴,大睾丸

    E. 以上都不是

34. 脆性 X 综合征的临床表现有(　　)

    A. 智力低下,伴眼距宽,鼻梁塌陷,通贯手,距间距宽

    B. 智力低下,伴头皮缺损,多指,严重唇裂及腭裂

    C. 智力低下,伴长脸,大耳朵,大下巴,大睾丸

    D. 智力正常,身材高大,肘外翻,乳腺发育差,乳间距宽

    E. 智力正常,身材矮小,大耳朵,大下巴,大睾丸

35. 5p-综合征的临床表现有(　　)

    A. 习惯性流产

    B. 满月脸,猫叫样哭声

    C. 表现男性乳房发育,小阴茎,隐睾

    D. 身材高大,性格暴躁,常有攻击性行为

    E. 猫叫样哭声,身材高大,有自残行为

36. Klinefelter 综合征的临床表现有(　　)

    A. 习惯性流产

    B. 满月脸,猫叫哭声

C. 表现男性,乳房发育,小阴茎,隐睾
D. 身材高大,性格暴躁,常有攻击性行为
E. 身材矮小,乳房发育

37. 倒位染色体携带者在临床上可能表现出( )
    A. 习惯性流产
    B. 满月脸,猫叫哭声
    C. 表现男性,乳房发育,小阴茎,隐睾
    D. 身材高大,性格暴躁,常有攻击性行为
    E. 无任何临床症状

38. 人类的 Y 染色体的形态是( )
    A. 小的中央着丝粒染色体   B. 小的近端着丝粒染色体
    C. 小的亚中着丝粒染色体   D. 中等近端着丝粒染色体
    E. 大的近端着丝粒染色体

39. 1p32.1 表示( )
    A. 1号染色体长臂等32.1条带   B. 1号染色体q3区2带的第一亚带
    C. 1号染色体p3区2.1带   D. 1号染色体短臂3区2带的第一亚带
    E. 没有任何意义

40. 人类染色体中具有随体的是( )
    A. D组和G组   B. Y染色体和G组   C. F组和G组
    D. X染色体和G组   E. 所有染色体

41. 14/21 易位型携带者与一正常人婚配,所生子女中是易位携带者的比例是( )
    A. 1   B. 1/2   C. 1/3
    D. 1/4   E. 1/8

42. 在口腔上皮细胞中观察到3个染色质,这个人所具有的 X 染色体数量( )
    A. 1   B. 2   C. 3
    D. 4   E. 5

43. 某人二倍体细胞中2号染色体长臂2区1带断裂造成末端缺失( )
    A. 46,XX,(2)(q21)   B. 46,XX,del(2)(q21)   C. 46,XX,t(2)(q21)
    D. 46,XX,dup(2)(q21)   E. 46,XX,inv(2)(q21)

44. 表示倒位的符号是( )
    A. del   B. inv   C. t
    D. rob   E. dup

45. 下列核型中,三体型是( )
    A. 69,XXY   B. 48,XXXY   C. 47,XY,+13
    D. 45,XO   E. 92,XXXX

46. 脆性 X 综合征多发生在( )
    A. 男性   B. 女性   C. 老年人
    D. 小孩   E. 以上都不是

47. 高分辨显带染色中哪种描述是正确的( )
    A. 3q2.1
    B. 15q1
    C. 3q1
    D. 3q25.1
    E. 3q251

48. 猫叫综合征患者的核型是( )
    A. 46,XX,-14,t(14;21)(p11;q11)
    B. 46,XX,del(5)(p15)
    C. 46,fraq X(q2)Y
    D. 46,XX/45,X
    E. 以上都不是

49. 46,XY,rob(14;21)(q21;q31)表示( )
    A. 某女性体内发生了染色体的插入
    B. 某男性体内含有倒位型染色体
    C. 某男性体内发生了罗伯逊易位
    D. 某女性体内含有缺失型的畸变染色体
    E. 某人体内有易位染色体

50. 染色体相互易位的结果是由于( )
    A. 两条染色体之间交换了片段
    B. 非同源染色体之间交换了片段
    C. 姊妹染色体之间发生了交换
    D. 发生了断裂的染色体结合在一起
    E. 染色体之间发生了联会

51. 肯定属于真两性同体的情况是( )
    A. 核型为 XX,表型为男性
    B. 一侧卵巢,另一侧卵睾,核型为46,XX
    C. 有男性外生殖器官,兼有乳房发育
    D. 社会性别男性,体内有睾丸
    E. 以上都不是

52. 一个人的核型为47,XXY,此人患( )
    A. Down 综合征
    B. 先天性睾丸发育不全
    C. 生殖腺发育不全症
    D. 猫叫综合征
    E. 脆性 X 综合征

53. 如果父亲的精原细胞在减数分裂中性染色体不分离,则可能形成下列哪一种配子( )
    A. 46,XY
    B. 47,XXY
    C. 47,XY,+21
    D. 46,XY,del(2)(q21)
    E. 46,XX

54. 人类染色体分为( )
    A. 3组
    B. 5组
    C. 7组
    D. 9组
    E. 23组

55. 某男性细胞内3号染色体 p21 和 q31 之间发生了臂间倒位此核型描述法是( )
    A. 46,XY,dup(3)(p21;q31)
    B. 46,XY,inv(3)(p21;q31)
    C. 46,XX,dup(3)(p21;q31)
    D. 46,XX,inv(3)(p21→q31)
    E. 46,XY,r(3)(p21;q31)

56. 下列哪种情况属于平衡易位( )
    A. 环状染色体
    B. 臂间倒位
    C. 相互易位
    D. 罗伯逊易位
    E. 等臂染色体

57. 47,XX,+21型先天愚型的产生主要是由于( )

A. 体细胞发生不分离 B. 受精卵分裂中发生了不分离
C. 卵子发生中发生不分离 D. 精子发生中发生了不分离
E. 细胞不分离

58. 一对表型正常的夫妇生出一个生殖腺发育不全症患者,这是由于( )
    A. 母亲卵子减数分裂时发生了 X 染色体不分离
    B. 父亲精子减数分离时,X 染色体不分离
    C. 受精卵染色体丢失
    D. 受精卵卵裂中发生不分离
    E. 基因突变

59. 雌性哺乳动物细胞的两条 X 染色体失活发生在( )
    A. 受精开始 B. 出生后第 16 天 C. 胚胎发育早期第 16 天
    D. 出生时 E. 受精至胚胎发育第 16 天

60. 女性 C 组有( )染色体
    A. 4 对 B. 5 对 C. 6 对
    D. 7 对 E. 8 对

61. 男性 C 组中有( )染色体
    A. 4 对 B. 5 对 C. 6 对半
    D. 7 对半 E. 8 对

62. 染色体臂上作为界标的带( )
    A. 一定是染色体副缢痕区 B. 一定是染色体上稳定、显著、形态特征
    C. 一定是浅带 D. 一定是深带
    E. 可以是深带或浅带

63. 用染色体局部显带使染色体着丝粒等结构异染色质深染形成的带纹称( )
    A. G 带 B. R 带 C. C 带
    D. T 带 E. N 带

64. 由于一条染色体长、短臂末端同时丢失,两断端黏合形成的染色体叫( )
    A. 同源性染色体 B. 环状染色体 C. 等臂染色体
    D. 衍生染色体 E. 中期染色体

65. 人的染色体数目为 46,这是指( )
    A. 一个人共有 46 对染色体
    B. 一个人的每个细胞都有 46 条染色体
    C. 一个人共有 46 条染色体
    D. 一个人的每个体细胞都有 46 条染色体
    E. 一个人的每个生殖细胞都有 46 条染色体

66. 14/21 易位携带者婚后自然流产一个男胎,这个男胎的核型可能是( )
    A. 46,XY,-14,+21 B. 46,XY,-14,+t(14q;21q)
    C. 46,XY,-21,+t(14q;21q) D. 45,XY,-14,-21,+t(14q;21q)
    E. 45,XY,-21

67. 一个体细胞中的全部染色体,按其大小、形态、特征顺序排列所构成的图像( )
   A. 组型   B. 基因型   C. 图型
   D. 表型   E. 核型

68. 染色体显带技术中整条染色体的显带技术是( )等
   A. C显带,T显带,R显带   B. Q显带,G显带,R显带   C. T显带,Q显带,R显带
   D. Q显带,G显带,N显带   E. N显带,T显带,C显带

69. 染色体显带技术中染色体局部显带技术包括( )
   A. G显带,Q显带,R显带   B. C显带,T显带,R显带   C. C显带,T显带,N显带
   D. G显带,Q显带,N显带   E. G显带,T显带,R显带

70. 显带技术中常用的染料是( )
   A. 胰蛋白酶   B. 苏木清   C. 尿素
   D. 吉姆萨染液   E. NaOH

71. 下列核型中属于染色体数目异常嵌合体是( )
   A. 46,XX/46,XY   B. 48,XXX/46,XY,r(22)
   C. 46,XX/47,XX,+21   D. 46,XX/45,XX,t(21;21)(p11;q11)
   E. 47,XX,+13

72. 某人染色体分析结果(核型)为46,X,i(Xq),该人细胞内染色体异常为( )
   A. 环状染色体   B. 缺失   C. 倒位
   D. 衍生染色体   E. 等臂染色体

73. 倒位染色体携带者在进行减数分裂时,其倒位染色体通常会形成一个特殊结构叫( )
   A. 环状染色体   B. 等臂染色体   C. 衍生染色体
   D. 倒位环   E. 缺失染色体

74. 某人核型为46,XX,dic(Y)(pter→q12::q12→pter)则表明其染色体形成了( )
   A. 环状染色体   B. 衍生染色体   C. 倒位环
   D. 易位染色体   E. 双着丝粒染色体

75. 两条染色体发生易位后形成的新的染色体叫( )
   A. 双着丝粒染色体 B. 衍生染色体   C. 环状染色体
   D. 易位染色体   E. 中期染色体

B型题

   A. 常染色体   B. 性染色体   C. 性染色质
   D. Y染色质   E. 额外小染色体

1. 人类体细胞内的1~22号染色体为( )
2. 人类21号染色体为( )
3. X染色质和Y染色质统称为( )
4. X染色体和Y染色体为( )
5. 男性细胞中与Y染色体数目一致的是( )

A. 三倍体 B. 超二倍体 C. 亚二倍体
D. 多体型 E. 单倍体
6. 在 2n 基础上增加一条造成( )
7. 在 2n 基础上减少一条造成( )
8. 在二倍体基础上成倍增加造成( )
9. 人类生殖细胞染色体数目( )
10. 某号染色体在 2n 基础上多几条造成( )

A. G 组 B. C 组 C. A 组
D. B 组 E. D 组
11. X 染色体( )
12. Y 染色体( )
13. 4 号染色体( )
14. 13 号染色体( )
15. 3 号染色体( )

A. 常染色体异常 B. 性染色体异常 C. 常染色体结构异常
D. 性染色体结构异常 E. 以上都不正常
16. Down 综合征( )
17. Turner 综合征( )
18. 猫叫综合征( )
19. 脆性 X 综合征( )
20. 正常核型( )

A. X 染色质阴性,Y 染色质双阳性 B. X 染色质阴性,Y 染色质阴性
C. X 染色质阳性,Y 染色质阴性 D. X 染色质阴性,Y 染色质阳性
E. X 染色质阳性,Y 染色质阳性
21. Turner 综合征( )
22. Klinetelter 综合征( )
23. XYY 综合征( )
24. 正常女性( )
25. 正常男性( )

A. 缺失 B. 倒位 C. 易位
D. 插入 E. 重复
26. 某人核型为 46,XX,inv(9)(p12;q31)由表明在体内染色体发生了( )
27. 某人核型 46,XX,del(1)(pter→q21)则表明在体内染色体发生了( )
28. 某人核型为 46,XX,t(4;5)(q35;p11)则表明在体内染色体发生了( )

29. 某人核型为46,XX,dup(3)(q12q21)则表明在体内染色体发生了( )
30. 某人核型为46,XX,ins(3)(pter→p12::q21→qter) ( )

  A. 缺失   B. 末端缺失   C. 倒位
  D. 环状染色体   E. 等臂染色体

31. 一条染色体断裂后,断片末端未能与断端重接结果造成( )
32. 一条染色体长、短臂末端同时丢失,两端黏合成( )
33. 一条染色体发生两次断裂后,断片颠倒180°后重接结果造成( )
34. 一条染色体发生断裂后片段的丢失造成( )
35. 某条染色体在着丝粒区发生横向断裂后由长臂或短臂形成的染色体( )

  A. 45,XO   B. 45,XX,-14,-21,+t(14;21)(p11;q11)
  C. 47,XXY   D. 47,XX,+21
  E. 46,XX,-14,+t(14;21)(p11;q11)

36. 14/21易位型先天愚型患者的核型是( )
37. 游离型先天愚型患者的核型是( )
38. 14/21易位型携带者的核型是( )
39. 先天性卵巢发育不全综合征患者的核型是( )
40. 先天性睾丸发育不全综合征患者的核型是( )

  A. 中着丝粒染色体 B. 近中着丝粒染色体 C. 近端着丝粒染色体
  D. 端着丝粒染色体 E. 有随体的染色体

41. 人类所没有的染色体为( )
42. 着丝粒位于或靠近染色体中部的成为( )
43. 着丝粒靠近短臂,长臂相对长成为( )
44. 着丝粒靠近一端,短臂很短成为( )
45. 13,14,15,21,22号染色体是( )

九、参 考 答 案

填空题

1. 中着丝粒染色体,近中着丝粒染色体,近端着丝粒染色体 2. 23,22,常染色体 3. 常染色体,性染色体 4. 7,C,G 5. 1,0 6. 人类细胞遗传学命名的国际体制 7. 染色体数目畸变,染色体结构畸变 8. 整倍体异常,非整倍体异常 9. 双雄受精,双雌受精,核内复制 10. 单体型,三体型,多体型 11. 染色体不分离,染色体丢失 12. ①染色体总数;②性染色体组成;③畸变类型的符号;④受累染色体的序号;⑤断裂点的区带号 13. 相互易位,罗伯逊易位 14. 臂内倒位,臂间倒位 15. 46,XX,inv(9)(p21;q31) 16. 46,XY,t(14;15)(14q13;15q26) 17. 大 18. 性染色体结构畸变

是非题

1. F 2. F 3. F 4. T 5. F 6. T 7. F 8. T 9. T 10. T
11. F 12. F 13. T 14. F 15. F 16. F 17. F 18. T 19. T 20. F

选择题

A 型题

1. C 2. C 3. D 4. B 5. D 6. C 7. B 8. D 9. B 10. C
11. D 12. A 13. C 14. B 15. D 16. A 17. C 18. D 19. A 20. C
21. B 22. C 23. D 24. A 25. B 26. C 27. A 28. B 29. D 30. A
31. A 32. C 33. A 34. C 35. B 36. C 37. A 38. B 39. D 40. A
41. C 42. D 43. B 44. B 45. C 46. A 47. D 48. B 49. C 50. A
51. B 52. B 53. B 54. C 55. B 56. D 57. D 58. D 59. C 60. E
61. D 62. B 63. C 64. B 65. D 66. E 67. E 68. B 69. C 70. D
71. C 72. E 73. D 74. E 75. B

B 型题

1. A 2. E 3. C 4. B 5. D 6. B 7. C 8. A 9. E 10. D
11. C 12. A 13. D 14. E 15. C 16. A 17. B 18. C 19. D 20. E
21. B 22. E 23. A 24. C 25. D 26. B 27. A 28. C 29. E 30. D
31. B 32. D 33. C 34. A 35. E 36. E 37. D 38. B 39. A 40. C
41. D 42. A 43. B 44. C 45. E

第四章 基因结构与基因突变

一、本章学习目标

1. 掌握基因的概念;掌握基因的分子结构;掌握人类基因组的概念及分类;掌握基因突变的概念;掌握基因突变的类型;掌握分子病及遗传性酶病的概念;掌握血红蛋白病的概念及分类;掌握血红蛋白病的分子机制;掌握人类珠蛋白基因。
2. 熟悉基因突变的特点;熟悉遗传性酶病的概念,分类及发病机制。

二、学习重点内容

基因(gene)是细胞内遗传物质的结构和功能单位,它以脱氧核糖核酸(deoxyribonucleic acid,DNA)化学形式存在于染色体上。在人类,基因通过生殖细胞从亲代向子代传递。现代遗传学认为,基因是决定一定功能产物的 DNA 序列。这种功能产物主要是蛋白质和 RNA。

(一) 人类基因组与基因的分子结构

在整个生物界中,绝大部分生物(包括人类)基因的化学本质是 DNA。

1. DNA 的分子组成和结构

(1) DNA 的分子组成:组成 DNA 分子的基本单位是脱氧核苷酸。每个脱氧核苷酸由磷酸、脱氧核糖和含氮碱基组成。碱基有 4 种:腺嘌呤(A)、鸟嘌呤(G)、胞嘧啶(C)和胸腺嘧啶(T)。因碱基的不同,可以构成 4 种不同的脱氧核苷酸。这 4 种脱氧核苷酸按一定顺序排列起来构成脱氧多核苷酸长链(DNA 单链),两个相邻的脱氧核苷酸之间通过磷酸二酯键相连接。

(2) DNA 的分子结构:Watson 和 Crick(1953)提出了 DNA 分子的双螺旋结构模型,阐明了 DNA 空间结构的基本形式,要点如下:①DNA 由两条碱基互补的、反向平行排列的脱氧多核苷酸单链所组成,一条是 5′→3′端,另一条是 3′→5′端,碱基互补的方式是 A 与 T 或 T 与 A,C 与 G 或 G 与 C 相对应;②在自然情况下,绝大多数 DNA 分子的两条互补链围绕一"主轴"向右盘旋形成双螺旋结构;③4 种碱基(A、T、G、C)的排列顺序在不同的 DNA 分子中各不相同,储存着各种生物性状的遗传信息。

2. 人类基因和基因组的结构特点　人类基因组(genome)是人的所有遗传信息的总和。人类基因组包括两个相对独立而相互关联的基因组:核基因组与线粒体基因组。

(1) 细胞核基因组

1) 单一基因：在人的基因中，25%~50%的蛋白质基因在单倍体基因组中只有一份，称为单一基因（solitary gene）或单一序列（unique sequence）。

2) 基因家族：从已克隆的许多基因它们都不完全是单拷贝，有的是重复的多拷贝，这一部分基因属于两个或更多个相似基因的家族，称为基因家族（gene family）。

3) 假基因：在人的β珠蛋白基因家族中至少有两个区的序列$\psi\beta_1$和$\psi\beta_2$与有功能的β珠蛋白基因相似，但是它没有相应的蛋白质产生，为拟基因或假基因（pseudogene）。拟基因是一种畸变基因，即核苷酸序列同有功能的正常基因有很大的同源性，但由于突变、缺失或插入以致不能表达，所以没有功能。

4) 串联重复基因：45SrRNA、5SrRNA、各种tRNA基因以及蛋白质家族中的组蛋白基因是呈串联重复排列的，这类基因叫做串联重复基因（tandemly repeated genes）。它们不同于成倍基因，编码了同一种或近乎同一种的RNA或蛋白质。

5) 基因组的组成

A. 单拷贝序列：又称非重复序列。在基因组中仅有单一拷贝或少数几个拷贝，单拷贝序列的长度在800bp~1000bp之间，单拷贝或低拷贝DNA序列可占到人类基因组的60%~70%。

B. 重复多拷贝序列：根据复性的速度，可分为简单序列DNA和中度重复DNA。

a. 简单序列DNA（simple-sequence DNA）：以5bp、10bp或20bp、200bp为一个重复单位，它们串联重复很多次，约占整个基因组的10%~15%，大多数重复次数多（高度重复），长度可达10^5bp，即为简单序列DNA或卫星DNA（satellite DNA）。简单序列的DNA大多数位于染色体的异染色质区。由15bp~100bp组成的重复单位（常富含GC），重复20~50次形成的1kb~5kb的短DNA，叫做小卫星DNA（minisateliite DNA），又叫做可变数目串联重复（variable number of tandem repeats，VNTR），比卫星DNA（10^5bp）短。而在基因组的间隔序列和内含子等非编码区内，广泛存在着与小卫星DNA相似的一类小重复单位，重复序列为1bp~6bp，称为微卫星DNA（microsatellite DNA）或STR，如(A)n/(T)n、(CA)n/(TG)n、(CT)n、(AG)n等。

b. 中度重复DNA（intermediate repeat DNA）：是以不同的量分布于整个基因组的不同部位。这些间隔的DNA长度可短至100bp~500bp，称为短分散元件（short interspersed element），也可长达6000bp~7000bp，称为长分散元件（long interspersed element），占整个基因组的25%~40%。

(2) 人类线粒体基因组：mtDNA编码线粒体中部分蛋白质和全部的tRNA、rRNA，能够独立进行复制、转录和翻译，但所含信息量小，呼吸链-氧化磷酸化系统的80多种蛋白质亚基中，mtDNA仅编码13种，绝大部分蛋白质亚基和其他维持线粒体结构和功能的蛋白质都依赖于核DNA（nuclear DNA，nDNA）编码，在细胞质中合成后，经特定转运方式进入线粒体。

(3) 线粒体基因组：是人类基因组的重要组成部分，全长16 569bp，不与组蛋白结合，呈裸露闭环双链状。

mtDNA分为编码区与非编码区，编码区为保守序列，不同种系间75%的核苷酸具同源性，此区包括37个基因：2个基因编码线粒体核糖体的rRNA（16S、12S），22个基因编码线粒体中的 tRNA，13 个基因编码与线粒体氧化磷酸化（OXPHOS）有关的蛋白质。

（4）线粒体基因组的特点

A. 为环状 DNA，长度为 16 569bp，双链 DNA 中，富含 G 的称为重链（heavy chain，H），富含 C 的为轻链（light chain，L）。

B. 能自主复制，在细胞内具有多拷贝。

C. 编码序列占 93%，编码 37 个基因，其中 13 个编码蛋白质基因，2 个 rRNA 基因和 22 个 tRNA 基因；28 个基因由重链编码，9 个基因由轻链编码。

D. 基因内无内含子，基因排列紧凑，基因之间间隔极短或无间隔，有些甚至重叠。

E. 部分密码子不同于核基因组密码子。

3. 结构基因的分子结构与特点　大多数真核生物基因的编码序列不是连续排列的，被非编码序列隔开，因此，称为断裂基因（split gene）。

（1）外显子（exon）与内含子（intron）

1）外显子：出现在成熟 mRNA 中的基因序列，外显子序列可以是编码氨基酸的编码序列，也可以是非编码序列，如存在于起始密码之前和终止密码之后的外显子序列，这些序列出现在成熟 mRNA 中，但并不编码氨基酸，所以称为非翻译区（untranslated region，UTR）。

2）内含子：位于两外显子之间的序列。

3）外显子内含子接头序列：在外显子与内含子接头有一段高度保守的序列，是 RNA 剪接的信号，称为接头序列。每个内含子的 5′端以 GT 开始，在 3′端以 AG 结束，所以又称为 GT-AG 法则。

（2）侧翼序列（flanking sequences）：在基因的两侧不被转录的非编码序列，这些序列在转录调控中起重要作用。它们包括位于转录起始点上游的启动子序列、位于转录终止点下游的终止子序列和位置不固定的转录调控序列，如增强子、终止子等。

1）启动子（promoters）：是一段特异的核苷酸序列，通常位于基因转录起始点上游的 100bp 范围，是 RNA 聚合酶的结合部位，能启动和促进转录过程。启动子决定了双链 DNA 中的转录链，常见序列有：TATA 框（TATA box）、CAAT 框（CAAT box）、GC 框（GC box）。

2）增强子（enhancer）：能增强启动子发动转录的作用，从而明显地提高基因转录的效率。增强子的位置不固定，可以位于启动子上游或启动子下游，可以距离启动子很远或较近。

3）终止子（terminator）：为反向重复序列，是 RNA 聚合酶停止工作的信号，反向重复序列转录后，可以形成发夹式结构，并且形成一串 U。发夹式结构阻碍了 RNA 聚合酶的移动，一串 U 的 U 与 DNA 模板中的 A 结合不稳定，从模板上脱落下来，转录终止。

4. 基因的功能

（1）遗传信息的储存单位：在 DNA 的脱氧核苷酸长链上每三个相邻碱基序列构成一个三联体，每个三联体密码能编码某种氨基酸，所以三联体（triplet）是遗传信息的具体表现形式。因而三联体又称三联体密码（triplet code）、遗传密码（genetic code）或密码子（codon）。

1）遗传密码：4 种碱基以三联体形式组合成 4^3，即 64 种遗传密码。其中 61 个密码子分别编码 20 种氨基酸编码，其余 3 个不编码氨基酸，为蛋白质合成的终止信号，即终止密码子(stop codon)。

2) 遗传密码的特性。

3) 遗传密码的通用性。

4) 遗传密码的简并性:几个遗传密码编码一种氨基酸的现象称为遗传密码的简并性(degeneracy)。

(2) 基因通过自我复制保持遗传的连续性:基因的一个重要特性是自我复制(self-replication),基因的自我复制也就是DNA的复制。复制发生在细胞分裂周期的S期,以DNA分子自身为模板来合成新的DNA分子。

(3) 基因表达(gene expression):是把基因所储存的遗传信息转变为由特定的氨基酸种类和序列构成的多肽链,再由多肽链构成蛋白质或酶分子,从而决定生物各种性状(表型)的过程。

基因表达包括两个步骤:①以DNA为模板转录合成mRNA;②将遗传信息翻译成多肽链中相应的氨基酸种类和序列。

(二) 基因突变与DNA的损伤修复

1. 基因突变的概念

(1) 概念:遗传物质的变化及其所引起的表型改变称为突变(mutation)。广义的突变包括染色体畸变(chromosome aberration)和基因突变(gene mutation)。基因突变主要指基因组DNA分子在结构上发生碱基对组成或序列的改变。

基因突变可发生在生殖细胞,也可发生在体细胞,后者称为体细胞突变(somatic mutation)。

(2) 诱发基因突变的因素:根据基因突变发生的原因,将突变分为自发突变和诱发突变。自发突变(spontaneous mutation)也称自然突变,即在自然条件下,未经人工处理而发生的突变。诱发突变(induced mutation)是经人工处理而发生的突变。很多物理、化学和生物因素都可诱发基因突变。

2. 基因突变的一般特性

(1) 多向性:是同一基因座上的基因可独立发生多次不同的突变而形成复等位基因(multiple alleles),后者是指在某一群体中,同一基因座(locus)上存在的3个或3个以上的等位基因。人们所熟悉的人类ABO血型是由I^A、I^B、i三种基因构成的一组复等位基因所决定的。

(2) 可逆性:基因发生突变的方向是可逆的,即基因A可以突变为其等位基因a,反过来,基因a也可以突变成等位基因A。前者称为正突变(forward mutation),后者称回复突变(back mutation),一般正突变率远远超过回复突变率。

(3) 有害性。

(4) 稀有性。

(5) 随机性。

(6) 可重复性。

3. 基因突变的分子机制　在分子水平上,基因突变的本质是在各种诱变剂的作用下,

DNA 分子中碱基的种类和排列顺序发生改变,使其遗传效应也随之变化。一般可以将其分为两大类:静态突变和动态突变。

(1) 静态突变:在一定条件下生物各世代中以相对稳定的频率发生的基因突变称为静态突变(static mutation)。静态突变可分为点突变和片段突变,其突变率一般保持在 10^{-6} 左右。

1) 点突变(point mutation):是 DNA 链中一个或一对碱基发生的改变。它包括碱基替换和移码突变两种形式。

2) 碱基替换(base substitution):是 DNA 链中碱基之间互相替换,从而使被替换部位的三联体密码意义发生改变。碱基替换又可分为转换和颠换。转换(transition)是一种嘌呤-嘧啶对被另一种嘌呤-嘧啶对所替换;颠换(transvertion)是一种嘌呤-嘧啶对被另一种嘧啶-嘌呤对所替换。

碱基替换所产生的效应取决于其所影响的对象,如果受影响的是密码子,则会产生同义突变、无义突变、错义突变和终止密码突变等遗传学效应。

A. 同义突变(same sense mutation):是碱基被替换之后,产生了新的密码子,但新旧密码子是同义密码子,所编码的氨基酸种类保持不变,因此同义突变并不产生突变效应。

B. 无义突变(non-sense mutation):是编码某一种氨基酸的三联体密码经碱基替换后,变成不编码任何氨基酸的终止密码 UAA、UAG 或 UGA。

C. 错义突变(missense mutation):是编码某种氨基酸的密码子经碱基替换以后,变成编码另一种氨基酸的密码子,从而使多肽链的氨基酸种类和序列发生改变。

D. 终止密码突变(terminator codon mutation):是 DNA 分子中的某一个终止密码突变为编码氨基酸的密码,从而使多肽链的合成至此仍继续下去,直至下一个终止密码为止,形成超长的异常多肽链。

E. 移码突变(frame-shift mutation):是由于基因组 DNA 链中插入或缺失 1 个或几个碱基对,从而使自插入或缺失的那一点以下的三联体密码的组合发生改变,进而使其编码的氨基酸种类和序列发生变化。

3) 片段突变:是 DNA 链中某些小片段的碱基序列发生缺失、重复或重排。

(2) 动态突变:串联重复的三核苷酸序列随着世代的传递而拷贝数逐代累加的突变方式称为动态突变(dynamic mutation)。

4. DNA 损伤的修复　尽管环境中的各种物理、化学及生物因素对生物体的遗传组成产生着影响,但生物体内也存在着多种 DNA 修复系统。当 DNA 受到损伤时,在一定条件下,这些修复系统可以部分地修正 DNA 分子的损伤,从而大大降低突变所引起的有害效应,保持遗传物质的稳定性。

(三) 分子病及遗传性酶病

1. 分子病　是指基因突变使蛋白质的分子结构或合成的量异常直接引起机体功能障碍的一类疾病。包括血红蛋白病、血浆蛋白病、受体病、膜转运蛋白病、结构蛋白缺陷病、免疫球蛋白缺陷病等。

(1) 血红蛋白病:血红蛋白(hemoglobin,Hb)是红细胞中具有重要生理功能的蛋白质。

血红蛋白分子合成异常引起的疾病称血红蛋白疾病(hemoglobinopathy),习惯上分为血红蛋白病和地中海贫血两类。血红蛋白病表现为血红蛋白分子的珠蛋白肽链结构异常;地中海贫血的特征是珠蛋白肽链合成速度的降低,导致α链和非α链合成的不平衡,在临床上表现为溶血性贫血。分子遗传学研究表明,不管是血红蛋白病还是地中海贫血,其分子基础是共同的,都是珠蛋白基因的突变或缺陷所致。

1) 血红蛋白的分子结构:血红蛋白是血液中红细胞携带、运输氧气和二氧化碳的载体。它是一种结合蛋白,蛋白质部分称为珠蛋白(globin),辅基为血红素,结构为两对单体(亚基)组成的球形四聚体,其中一对由两条类α珠蛋白链(α链或ζ链)各结合一个血红素组成;另一对由两条类β珠蛋白链(ε、γ或δ链)各结合一个血红素组成。α链长141个氨基酸,β链则由146个氨基酸组成。

2) 珠蛋白基因及其表达特点:人的6种珠蛋白链各由相应的珠蛋白基因编码,包括类α珠蛋白基因和类β珠蛋白基因两类,它们各含数个相同或相似的基因,紧密排列在DNA的特定区段,构成了基因簇。人的类珠蛋白基因簇中存在着一些拟基因(peudogene),如$\psi\alpha$、$\psi\zeta$、$\psi\beta$。①类α珠蛋白基因簇定位于16pter-pl3.3,按$5'\rightarrow3'$方向排列顺序为:$5'-\zeta_2-\psi\zeta_1-\psi\alpha_1-\alpha_2-\alpha_1-3'$,总长度为30kb。每条16号染色体有2个α基因(正常α基因用α^A表示),正常的二倍体细胞有4个α基因,每个α基因表达的α珠蛋白数量相同。②人的类β珠蛋白基因簇定位于11p15.5,按$5'\rightarrow3'$方向排列顺序为:$5'-\varepsilon-{}^G\gamma-{}^A\gamma-\psi\beta_1-\delta-\beta-3'$,总长度为60kb。每条11号染色体只有1个β基因(正常β基因用β^A表示),正常的二倍细胞有2个β基因。各种珠蛋白基因均含有3个外显子(E)和2个内含子(I)。

珠蛋白基因的表达受到精确的调控,表现出典型的组织特异性和时间特异性。胚胎早期(妊娠后3~8周),卵黄囊的原始红细胞发生系统中,类α珠蛋白基因簇中的ζ、α基因和类β珠蛋白基因簇中的ε、γ基因表达,进而形成胚胎期血红蛋白(Hb Gower Ⅰ、Hb Gower Ⅱ、Hb Portland)。胎儿期(妊娠8周至出生),血红蛋白合成的场所由卵黄囊移到胎儿肝脾中,类α珠蛋白基因簇的表达基因由ζ全部变成α基因,而类β珠蛋白基因簇基因的表达由ε全部转移到γ基因,形成胎儿期血红蛋白HbF($\alpha_2\gamma_2$)。成人期(出生后),血红蛋白主要在骨髓红细胞的发育过程中合成,主要是α基因和β基因表达,其产物组成HbA($\alpha_2\beta_2$)。

3) 珠蛋白基因突变的类型

A. 单个碱基替代:这是血红蛋白疾病最常见的一种突变类型,见于绝大多数血红蛋白病和β地中海贫血。

B. 移码突变:由于珠蛋白基因中发生1、2个碱基的丢失或嵌入,致使后面的碱基排列依次位移,导致重新编码,使珠蛋白肽链的结构或合成速率改变。

C. 无义突变:无义突变是指突变使正常密码子变为终止密码子,因此蛋白质链的合成便提前终止,导致地中海贫血。

D. 终止密码子突变:由于编码终止密码子(UAA、UAG或UGA)的DNA序列发生突变,珠蛋白链的合成就不在正常的位置上终止,而继续合成至新的终止密码子,因此生成了延长的异常珠蛋白链。

4) 融合基因:融合突变的实质是两种不同基因局部片段的拼接。这种由两种不同基因局部片段拼接而成的 DNA 片段称为融合基因,它们可编码融合蛋白。

5) 常见的血红蛋白病

A. 镰状细胞贫血(sickle cell anemia):是因 β 珠蛋白基因缺陷所引起的一种疾病,呈常染色体隐性遗传。患者 β 珠蛋白基因的第 6 位密码子由正常的 GAG 突变为 GTG(A→T),使其编码的 β 珠蛋白 N 端第 6 位氨基酸由正常的谷氨酸变成了缬氨酸,形成 HbS。这种血红蛋白分子表面电荷改变,出现一个疏水区域,导致溶解度下降。在氧分压低的毛细血管中,溶解度低的 HbS 聚合形成凝胶化的棒状结构,使红细胞变成镰刀状。镰变细胞引起血黏性增加,易使微细血管栓塞,造成散发性的组织局部缺氧,甚至坏死,产生肌肉骨骼痛、腹痛等痛性危象。同时镰状细胞的变形能力降低,通过狭窄的毛细血管时,不易变形通过,挤压时易破裂,导致溶血性贫血。杂合子(HbA/HbS)不表现临床症状,但在氧分压低时可引起部分细胞镰变。

B. 血红蛋白 M 病:即高铁血红蛋白症。正常血红蛋白(HbA)血红素中的铁原子与珠蛋白链上特定的组氨酸连接和作用,保证二价铁离子(Fe^{2+})的稳定,以便结合氧。血红蛋白 M(HbM)患者的珠蛋白基因中,由于上述某个氨基酸的密码子发生碱基置换,使珠蛋白链与铁原子连接或作用的有关氨基酸发生替代,导致部分血红素的二价铁离子(Fe^{2+})变成高价铁离子(Fe^{3+}),形成高铁血红蛋白(methemoglobin),影响携氧能力,使组织细胞供氧不足,产生发绀症状。血红蛋白 M 病呈常染色体显性遗传,杂合子 HbM 的含量通常在 30% 以内,可出现发绀症状。

C. 地中海贫血:患者由于某种或某些珠蛋白链合成速率降低,造成一些肽链缺乏,另一些肽链相对过多,出现肽链数量的不平衡,导致溶血性贫血,称为地中海贫血(thalassemia)。按照合成速率降低的珠蛋白链类型,可以把地中海贫血区分为多种不同的类型:α 珠蛋白链合成减缺的称为 α-地中海贫血,β 链合成减缺的称为 β-地中海贫血,γ 链合成减缺的称为 γ-地中海贫血,δ 和 β 链合成减缺的称为 δβ-地中海贫血,以此类推。

a. α-地中海贫血(α-thalassemia)根据临床表现,本病可分成不同的类型。不同类型的 α-地中海贫血患者,体内缺失(或缺陷)的 α 珠蛋白基因数目各不相同,缺失的 α 基因越多,病情越严重。

① HbBart's 胎儿水肿综合征:发病于胎儿期,基因型为 $α^0$-地中海贫血基因纯合子(--/--),4 个 α 珠蛋白基因全部缺失。由于不能合成 α 链,γ 链便聚合为 γ 四聚体($γ_4$)。胎儿全身水肿,肝脾肿大,四肢短小,腹部因有腹水而隆起,故名 Hb Bart's 胎儿水肿综合征。Hb Bart's($γ_4$)具有很高的氧亲和力,在氧分压低的组织中,不易释放出氧,造成组织缺氧,故 Hb Bart's 水肿胎儿多于妊娠 30~40 周时死亡或早产后半小时内死亡。如果胎儿父母为 $α^0$-地中海贫血基因杂合子(--/αα)或已生育过一胎 Hb Bart's 水肿胎儿者,在妊娠中期孕妇有妊娠高血压和严重水肿,B 超检查见胎儿异常,常提示为本病胎儿。

② HbH 病:患者为 $α^0$-地中海贫血基因和 $α^+$-地中海贫血基因的双重杂合子,基因型为(--/-α)。由于 4 个 α 珠蛋白基因中有 3 个缺失或缺陷,使 α 链的合成受到严重影响,大量的 β 珠蛋白链过剩而聚合为 β 四聚体 Hb H($β_4$)。HbH 的氧亲和力为 HbA 的 10 倍,在正常的生理条件下不易释放出氧。更为重要的是 HbH 是一种不稳定的四聚体,其 β 链上的巯基(—SH)易被氧化,导致 $β_4$ 的解体,生成游离的 $β_4$ 链。游离 β 链不能稳定地存在于红细

胞内,结果沉淀聚积,形成 H 包涵体,附着于红细胞膜上,使红细胞膜受损,红细胞失去柔韧性,易被脾脏破坏,导致慢性溶血性贫血。HbH 病患儿在出生时几乎无明显的症状,只有轻度贫血,但 Hb Bart's 的相对含量可高达 25%。在发育过程中 Hb Bart's 逐渐被 HbH 替代,至 1 周岁左右便出现 HbH 病的临床症状。

③ 标准型 α 地中海贫血:患者为 $α^0$-地中海贫血基因的杂合子,基因型为(--/αα);或是 $α^+$-地中海贫血基因的纯合子,基因型为(-α/-α),均缺失 2 个 α 基因。由于能合成相当量的 α 珠蛋白链,所以仅表现出轻度溶血性贫血或无症状。

④ 静止型 α 地中海贫血:该类型为 $α^+$-地中海贫血基因的杂合子,基因型为(-α/αα),缺失 1 个 α 基因。由于只有一个基因缺失或突变,故临床上无症状。

b. β-地中海贫血(β-thalassemia)是一组以血红蛋白 β 珠蛋白肽链(β 链)合成减少($β^+$)或缺失($β^0$)为特征的遗传性血液病。临床上根据患者溶血性贫血的严重程度,将 β 地中海贫血分为重型、中间型和轻型三种类型。

① 重型 β 地中海贫血:患者可能是 $β^0/β^0$、$β^+/β^+$ 或 $δβ^0/δβ^0$($δβ^0$ 为融合基因)等纯合子,也可能是 $β^0$ 和 $β^+$ 地中海贫血基因的双重杂合子($β^0/β^+$)。其共同特点是患者不能合成 β 链,或合成量很少,结果 α 链过剩而沉降到红细胞膜上,引起膜的性能改变,发生严重的溶血反应,同时它们可与代偿性表达的 γ 链组合成 Hb F($α_2γ_2$)。患儿出生后几个月便可出现溶血反应。由于组织缺氧,促进红细胞生成素分泌,刺激骨髓增生,骨质受损变得疏松,可出现鼻塌眼肿、上额前突、头大额隆等特殊的"地中海贫血面容"。

② 中间型 β 地中海贫血:一般是 $β^+$ 地中海贫血基因的纯合子,患者的基因型通常为 $β^+$(高 F)/$β^+$(高 F)或 $β^+/δβ^+$。前者为 β 地中海贫血变异型的纯合子,伴有 Hb F($α_2γ_2$)的明显升高。后者为两种不同变异型地中海贫血的双重杂合子。病人的症状介于重型和轻型之间,故称为中间型。

③ 轻型 β 地中海贫血:发生于 $β^0$ 或 $β^+$ 地中海贫血基因的杂合子,无任何临床症状。患者主要是 $β^+/β^A$、$β^0/β^A$ 或 $β^0/δβ^A$ 等杂合子,都带有 1 个正常的 β 基因 $β^A$,所以可以合成相当量的 β 珠蛋白链。患者的 $HbA_2(α_2δ_2)$ 和 $HbF(α_2γ_2)$ 可代偿性增高。

大量研究资料表明,β 地中海贫血除极少数是由于基因缺失引起以外,绝大多数是由于 β 珠蛋白基因不同类型的点突变(包括单个碱基的取代,个别碱基的插入或缺失)所致。

D. 血浆蛋白病(plasma protein disease):是血浆蛋白遗传性缺陷所引起的一组疾病。在血浆蛋白病中以血友病较常见。血友病(hemophilia)是一类遗传性凝血功能障碍的出血性疾病,包括血友病 A(即血友病甲,又称凝血因子Ⅷ缺乏症,即传统所称的血友病)、血友病 B(即血友病乙,又称凝血因子Ⅸ缺乏症)及血友病 C(即血友病丙,又称凝血因子Ⅺ缺乏症)。

E. 结构蛋白缺陷病:构成细胞的基本结构和骨架的蛋白的遗传性缺陷可导致一类结构蛋白缺陷病。这类分子病包括胶原蛋白病、肌营养不良症等。

6) 肌营养不良:较常见的肌营养不良症有 Duchenne 型肌营养不良症、Becker 型肌营养不良症。Duchenne 型肌营养不良症(Duchenne muscular dystrophy,DMD)为 X 连锁隐性遗传,因此患者都为男孩,群体研究显示平均每 3300 个男婴中就有一例 DMD 患者,其中 1/3 为新突变,2/3 为新突变。本病起病年龄 3~5 岁,初始症状表现为爬楼梯困难,特殊的爬起站立姿势;12岁左右时已无法行走;一般于20岁左右死于呼吸衰竭和心力衰竭。

DMD 基因定位于Xp21.2,长约2500kb,包含近80个外显子,编码一条分子质量为427 000的多肽链,称为dystrophin。Dystrophin主要分布于骨骼肌和心肌细胞中,对维持肌细胞膜的结构的完整性起着非常重要的作用。DMD的发生多为缺失突变,缺失主要发生于 *DMD* 基因的5′端或中央区域,导致dystrophin无法合成。

Becker型肌营养不良(BMD)症状较DMD轻,患者可活过生育期,从而将致病基因传给子代。BMD和DMD属于同一种基因的同一类型的突变,但因其缺失的范围比较小,肌细胞内尚能合成一定量的dystrophin。

(4) 受体蛋白病:受体是位于细胞膜、细胞质或细胞核内的一类具有特殊功能的蛋白质,由于这类蛋白的遗传性缺陷导致的疾病称为受体病(receptor disease)。

家族性高胆固醇血症(familiar hypercholesterolemia)为遗传性高脂蛋白血症中的一个类型,遗传性高脂蛋白血症患者血浆中的胆固醇和三酰甘油增高,从而导致冠心病、心肌梗死等心血管疾病。家族性高胆固醇血症是由于细胞膜上的低密度脂蛋白(low density lipoprotein,LDL)受体缺陷而致病。在正常情况下,LDL与细胞膜上的LDL受体结合,通过内吞作用进入细胞,被溶酶体吞噬,为溶酶体酸性水解酶水解,释放出游离胆固醇。游离胆固醇在细胞内可激活脂酰辅酶A,将游离胆固醇脂化;游离胆固醇同时可抑制细胞内的β-羟基-β-甲基戊二酰辅酶A还原酶,从而减少细胞内胆固醇的合成。本病患者由于LDL受体缺陷,致使血浆中的LDL不能进入细胞,并使细胞内胆固醇的反馈抑制解除,使细胞内胆固醇合成增加并进入血浆,加重血浆胆固醇的堆积。

本病为常染色体显性遗传,LDL受体基因定位于19p13.1-p13.2。*LDL* 基因突变包括碱基替换、插入、缺失等,其中以碱基缺失较多见。

(5) 膜转运蛋白病:由于膜转运蛋白的遗传缺陷导致的疾病称为膜转运蛋白病。如胱氨酸尿症、囊性纤维样变及先天性葡萄糖、半乳糖吸收不良症等。

2. 遗传性酶病　遗传性代谢缺陷(inborn errors of metabolism)也称遗传性酶病,指由于遗传上的原因(通常是基因突变)而造成的酶蛋白质分子结构或数量的异常所引起的疾病。

(1) 遗传性代谢缺陷的共同规律:从分子水平上看,遗传性代谢缺陷可能有两种原因:一是由于编码酶蛋白的结构基因发生突变,引起酶蛋白结构异常或缺失;二是基因的调控系统发生异常,使之合成过少或过多的酶,引起代谢紊乱。绝大多数遗传性代谢缺陷为常染色体隐性遗传,也有少数为X连锁隐性遗传。

(2) 糖代谢缺陷病:由于参与糖代谢的酶的遗传性缺陷,使体内的糖代谢异常而产生糖代谢缺陷病。主要的糖代谢缺陷病包括半乳糖血症(galactosemia)、葡萄糖-6-磷酸脱氢酶缺乏症、黏多糖贮积病和糖原贮积症(glycogen storage disease 或 glycogenosis)等。

1) 半乳糖血症:主要表现为患儿对乳糖不耐受,婴儿哺乳后呕吐、腹泻,继而出现白内障、肝硬化、黄疸、腹水、智力发育不全等。发病率约为1/50 000。

乳类所含乳糖经消化道乳糖酶分解产生葡萄糖和半乳糖。半乳糖先后经半乳糖激酶和半乳糖-1-磷酸尿苷酰转移酶(GPUT)催化,生成1-磷酸半乳糖和1-磷酸葡萄糖,进一步代谢供组织利用。典型的半乳糖血症患者由于GPUT基因缺陷使该酶缺乏,导致半乳糖和1-磷酸半乳糖在血中累积,部分随尿排出。1-磷酸半乳糖在脑组织累积可引起智力障碍;在肝累积可引起肝损害,甚至肝硬化;在肾累积可致肾功能损害而呈蛋白尿和氨基酸尿。半乳糖在醛糖还原酶作用下生成半乳糖醇,可使晶状体渗透压改变,使水分进入晶体,影响晶状体代谢而致白内障。血中半乳糖升高会抑制糖原分解成葡萄糖,出现低血糖。

半乳糖血症属于常染色体隐性遗传,致病基因定位于9p13。

2) 葡萄糖-6-磷酸脱氢酶缺乏症:由于葡萄糖-6-磷酸脱氢酶(G-6-PD)缺乏而引起的葡萄糖-6-磷酸脱氢酶缺乏症(glucose-6-phosphate dehydrogenase deficiency, G-6-PD deficiency)是较常见的一种溶血性贫血,为 X 连锁显性(不完全)遗传病。其基因定位于 Xq28。

红细胞内的糖代谢以无氧酵解为主,但也有少量的是通过磷酸戊糖旁路。在红细胞戊糖旁路代谢中,G-6-PD 可将 6-磷酸葡萄糖上的氢传递给谷胱甘肽(GSH),GSH 具有抗氧化损伤的作用。葡萄糖-6-磷酸脱氢酶缺乏症患者由于 G-6-PD 的活性或稳定性显著减弱,红细胞内葡萄糖通过磷酸戊糖旁路的代谢减弱,影响 GSH 的生成,致使红细胞膜抗氧化损伤的功能降低,同时 GSH 生成减少;使 H_2O_2 等过氧化物含量增加,从而使血红蛋白 β 链第 93 位半胱氨酸的巯基氧化,使血红蛋白的 4 条肽链解开,血红蛋白变性成为 Heinz 小体,含有 Heinz 小体的红细胞变形性较低,不易通过脾或肝窦而被阻留破坏,最终引起血管内和血管外溶血。

3) 糖原贮积症(glycogen storage disease, GSD):是一类较罕见的遗传代谢病。由于酶的缺陷,使糖原在肝脏及肌肉中的代谢缺陷所致。根据所缺的酶不同,可将糖原贮积症分为 Ⅰ~Ⅷ型,多数为常染色体隐性遗传,以Ⅰ型为最常见。

Ⅰ型糖原贮积症由于 17 号染色体上编码葡萄糖-6-磷酸酶的基因缺陷,使肝、肾及肠黏膜等组织中糖原蓄积,患者易出现低血糖,并有肝肾肿大等症状,严重时会发生酸中毒。

Ⅱ型糖原贮积症的基因定位于17q25.2,溶酶体内 α-葡萄糖苷酶的缺乏,使糖原处理障碍,造成溶酶体内糖原堆积,病变累及全身肌肉,此病一般在儿童期即发病,患者因心肌无力、心脏扩大而最终死于心力衰竭。

(3) 氨基酸代谢缺陷:由于参与氨基酸代谢的酶的遗传性缺陷,使体内的氨基酸代谢异常而产生氨基酸代谢缺陷病。主要的氨基酸代谢缺陷病包括苯丙酮尿症、白化病(albinism)和尿黑酸尿症(alkaptonuria)等。

1) 苯丙酮尿症(phenylketonuria, PKU):是一种严重的常染色体隐性遗传性氨基酸代谢病,首次发现于1934年,因病人尿中排泄大量的苯丙酮酸而得名。国外发病率约 1/4500~1/100 000,我国发病率约为 1/16 500。PKU 患者由于肝脏内苯丙氨酸羟化酶(PAH)缺乏,苯丙氨酸不能转变为酪氨酸,后者转化为苯丙酮酸和苯乳酸并在体内累积,并导致血液和尿液中苯丙氨酸及其衍生物排出增多。临床上表现为智力低下,皮肤、毛发和虹膜色素减退,头发呈赤褐色,癫痫,湿疹,特殊的鼠样臭味尿。患儿在出生后若不及早得到低苯丙氨酸饮食治疗,便出现不可逆的大脑损害和严重的智力发育障碍。致病基因定位于 12q24.1。

目前临床上常在婴儿出生后立即进行 PKU 的筛查,一经肯定,立即给患儿停乳,喂给低苯丙氨酸水解蛋白,禁荤食、乳类、豆类和豆制品,可以达到临床痊愈。

2) 白化病(albinism):是一种较为常见的皮肤及其附属器官黑色素缺乏所引起的疾病。

正常情况下，人体黑素细胞中的酪氨酸在酪氨酸酶催化下，经一系列反应，最终生成黑色素。白化病患者体内酪氨酸酶基因缺陷，使该酶缺乏，故不能有效地催化酪氨酸转变为黑色素前体，最终导致代谢终产物黑色素缺乏而呈白化。完全不能合成黑色素者为白化病Ⅰ型，最为常见。能部分合成黑色素者为白化病Ⅱ型。

白化病Ⅰ型即通常所指的白化病，患者全身皮肤、毛发、眼睛缺乏黑色素，全身白化，终身不变。患者眼睛视网膜无色素，虹膜和瞳孔呈现淡红色，羞明怕光，眼球震颤，常伴有视力异常。患者对阳光敏感，暴晒可引起皮肤角化增厚，并诱发皮肤癌。该病发病率约1/10 000~1/12 000，呈常染色体隐性遗传。致病基因定位于11q14~q21。

(4) 核酸代谢缺陷：由于参与核酸代谢的酶的遗传性缺陷，使体内的核酸代谢异常而产生核酸代谢缺陷病。主要的核酸代谢缺陷病包括次黄嘌呤鸟嘌呤磷酸核糖转移酶缺陷症和着色性干皮病等。

1) 次黄嘌呤鸟嘌呤磷酸核糖转移酶缺陷症：1964年，Lesch和Nyhan曾描述了这样一种病例：患儿发作性地用牙齿咬伤自己的指尖和口唇，或将自己的脚插入车轮的辐条之间，患儿的知觉是正常的，一边由于疼痛而悲叫，一边仍继续这种自残行为。当时医学界将这种疾病称为Lesch-Nyhan综合征(Lesch-Nyhan syndrome,)或自毁容貌(self-mutilation)综合征。

本病是一种由于次黄嘌呤、鸟嘌呤磷酸核糖转移酶(hypoxanthine guanine phosphoribosyl transferase, HGPRT)缺陷所致的疾病，故又称为HGPRT缺陷症。HGPRT是体内核酸补救合成途径的关键酶，它的缺陷使次黄嘌呤、鸟嘌呤向相应核苷酸的转化受阻，底物在体内堆积，特别是在神经系统中的堆积，进而引起发病。

次黄嘌呤、鸟嘌呤磷酸核糖转移酶缺陷症呈X连锁隐性遗传，基因定位于Xq26~q27.2，患者均为男性，患者的母亲为致病基因携带者。检测酶的活性可为诊断该病提供依据。

2) 着色性干皮病(xeroderma pigmentosum, XP)：为一种常染色体隐性遗传病，发病率约1/25万。患者体内缺乏核酸内切酶，本病在出生后到青少年期均可发病。皮肤对阳光过敏，日照后可出现红斑、水肿、色素沉着、干燥、角化过度及萎缩等皮损。有些病人智能落后，感音性耳聋及共济失调。易患基底细胞癌、鳞癌、恶性黑色素瘤等，均伴有免疫系统的异常。

三、英语词汇

gene　基因
genome　基因组
gene family　基因家族
pseudogene　假基因
split gene　断裂基因
exon　外显子
intron　内含子
flanking sequences　侧翼序列

gene mutation　基因突变
molecular disease　分子病
sickle cell anemia　镰状细胞贫血
thalassemia　地中海贫血
hemophilia　血友病
Duchenne muscular dystrophy, DMD　Duchenne型肌营养不良症
familiar hypercholesterolemia　家族性高胆固

醇血症　　　　　　　　　　　　　　　　phenylketonuria,PKU　苯丙酮尿症
inborn errors of metabolism　遗传性代谢缺陷　　albinism　白化病

四、名词解释

1. 拟基因或假基因：是一种畸变基因，即核苷酸序列同有功能的正常基因有很大的同源性，但由于突变、缺失或插入以致不能表达，没有功能的基因。
2. 断裂基因：大多数真核生物基因的编码序列不是连续排列的，被非编码序列隔开。
3. 基因突变：主要指基因组 DNA 分子在结构上发生碱基对组成或序列的改变。
4. 复等位基因：是指在某一群体中，同一基因座上存在的 3 个或 3 个以上的等位基因。
5. 点突变：是 DNA 链中一个或一对碱基发生的改变。
6. 移码突变：是由于基因组 DNA 链中插入或缺失 1 个或几个碱基对，从而使自插入或缺失的那一点以下的三联体密码的组合发生改变，进而使其编码的氨基酸种类和序列发生变化。
7. 动态突变：串联重复的三核苷酸序列随着世代的传递而拷贝数逐代累加的突变方式。
8. 分子病：是指基因突变使蛋白质的分子结构或合成的量异常直接引起机体功能障碍的一类疾病。
9. 地中海贫血：患者由于某种或某些珠蛋白链合成速率降低，造成一些肽链缺乏，另一些肽链相对过多，出现肽链数量的不平衡，导致溶血性贫血。
10. 遗传性酶病：也称遗传性代谢缺陷，指由于遗传上的原因（通常是基因突变）而造成的酶蛋白质分子结构或数量的异常所引起的疾病。

五、问 答 题

1. 简述人类结构基因的特点。

答：人类结构基因的编码序列是不连续的，被非编码序列所分隔形成嵌合排列的断裂形式，是典型的断裂基因，人类结构基因可分为：①编码区，包括外显子和内含子。②侧翼序列，位于编码区两侧，包括调控区、前导区和尾部区，调控区包括启动子、增强子和终止子等，前导区和尾部区分别为编码区外侧 5′端和 3′端的可转录和非翻译区。

2. 何谓基因突变？它有哪些主要类型？基因突变会引起什么后果？

答：基因中的核苷酸序列或数目发生改变称基因突变，基因突变的主要类型有碱基置换突变、移码突变、整码突变和片段突变等，基因突变可直接引起其编码的蛋白质发生质或量的改变，进而导致表型变异：①轻微而无害的突变，可造成正常人体生物化学组成的遗传学差异，如蛋白质的多态性现象。②严重而有害的突变，可引起分子病、遗传性酶病或产生遗传易感性。

3. 简述 Hb Bart's 胎儿水肿综合征的分子机制。

答：该病发病于胎儿期，患儿的基因型为 α 地中海贫血的纯合子，(--/--)，即两条 16 号染色体上的 4 个 α 球蛋白基因全部缺失或缺陷，不能合成 α 球蛋白链，结果，不能生成正

常的胎儿血红蛋白 HbF($\alpha_2\gamma_2$)而正常表达的 γ 球蛋白会自身形成四聚体 γ_4,称 Hb Bart's r4$_4$对氧的亲和力极高,在氧分压低的组织中也不易释放氧气,使组织严重缺氧,引发胎儿水肿,可导致胎儿死亡。

4. 简述酶基因缺陷如何引起各种代谢紊乱并导致疾病。

答:人体正常代谢是由许多代谢反应交织成网而形成的平衡体系,每步反应需要酶的调节,如果酶基因缺陷会引起酶缺乏或活性异常,进而影响相应的生化过程,引发连锁反应,打破正常的平衡,造成代谢紊乱而致病,酶基因缺陷具体可引起下列代谢异常:①代谢终产物缺乏;②代谢中间产物积累;③代谢底物积累;④代谢副产物积累;⑤代谢产物增加;⑥反馈抑制减弱等。当这些代谢紊乱严重时,便表现为疾病。

5. 以血红蛋白为例,简要说明分子病的发病机制。

答:分子病的发病机制主要是各种基因突变导致基因表达的蛋白质异常,血红蛋白分子异常主要有以下 5 种机制:①单个碱基置换;②终止密码突变;③移码突变;④整码突变;⑤形成融合基因。

6. 何谓血红蛋白病?它分为几大类型?简要论述之一。

答:血红蛋白病是指珠蛋白分子结构异常或合成量异常所引起的疾病,它是一种运输性蛋白分子病,由珠蛋白基因缺陷所引起,血红蛋白病分两大类型:①异常血红蛋白病,它是一类由于珠蛋白基因突变导致 α 珠蛋白链异常,也可能发生在类 β 珠蛋白链;②地中海贫血是一类由于某种珠蛋白基因突变或缺失,使相应的珠蛋白合成障碍,导致类 α 珠蛋白链和类 β 珠蛋白链合成不平衡,进而引发的溶血性贫血,地中海贫血又分为 α 地中海贫血和 β 地中海贫血。

7. 试述镰形细胞贫血症的发病机制。

答:镰形细胞贫血症是因 β 珠蛋白基因突变所引起的一种疾病。患者 β 珠蛋白基因的第 6 位密码子由正常的 GAG 变成了 GTG(A→T),使其编码的 β 珠蛋白 N 端第 6 位氨基酸由正常亲水的谷氨酸变成了疏水的缬氨酸,形成 HBS($\alpha_2\beta_{26}^{谷\rightarrow缬}$),这种血红蛋白分子表面电荷改变,出现一个疏水区域,导致其溶解度下降;在氧分压低的毛细血管,HBS 会聚合成凝胶化的棒状结构,使红细胞发生镰变,导致其变形能力降低,当它们通过狭窄的毛细血管时,易挤压破裂,引起溶血性贫血。此外,镰变细胞引起血黏性增加,易引起微细血管栓塞,致使组织局部缺血缺氧,甚至坏死,产生肌肉骨骼痛、腹痛等痛性危象。

8. 苯丙酮尿症有哪些主要的临床特征?试述其分子机制。

答:典型的苯丙酮尿症(PKU)患者幼年便可出现尿(汗)臭、弱智、白化病等主要临床特征。该病是由于患者体内苯丙酸羟化酶(PAH)基因缺陷,引起苯丙氨酸羟化酶遗传性缺乏所致。该病呈常染色体隐性遗传,PKU 患者,由于 PAH 基因缺陷,导致肝内苯丙氨酸羟化酶缺乏,使苯丙氨酸不能变成酪氨酸,而在血清中积累的过量苯丙酸进入旁路代谢,经催化生成苯丙酮酸,再经氧化脱羟产生苯乳酸、苯乙酸等旁路副产物,这些物质通过不同途径引起下列表型反应:①尿(汗)臭,旁路代谢副产物苯丙酮酸,苯乳酸和苯乙酸等有特殊臭味,可随尿(汗)液排出,使尿(汗)液呈腐臭味。②弱智:旁路副产物通过抑制脑组织内有关酶影响 γ-氨基丁酸和 5-羟色胺的生成,进而影响大脑发育功能,导致智力低下。③白化,苯丙氨酸羟化酶缺乏使酪氨酸不能有效变成黑色素,使患者皮肤、毛发及视网膜黑色素较少,呈白化现象。

六、填 空 题

1. 真核生物的基因为_____基因,其编码顺序称为_____,间隔顺序称为_____。
2. 基因中发生一个或两个碱基的丢失或插入,会引起_____。
3. 在DNA分子上,由一个嘌呤取代了原来的嘧啶,这样的突变称为_____。
4. 当一个碱基发生置换,使原来编码氨基酸的密码子变成了终止密码,这样的突变称为_____。
5. DNA分子中,碱基对的取代导致了某一密码的改变,结果编码出另外一种氨基酸,这种突变称为_____。
6. 多基因家族中,某些成员不产生正常的基因产物,但与功能基因有同源性,它们称_____。
7. 人类正常体细胞有_____个α珠蛋白基因,_____个β珠蛋白基因。
8. PKU患者肝细胞中缺乏_____。
9. 典型的白化病患者缺乏的是_____酶。
10. "蚕豆病"患者肝细胞缺乏_____。
11. 珠蛋白基因家族是由_____和_____基因簇组成。
12. 静止型α地中海贫血患者的基因型是_____。
13. 由于基因突变导致蛋白质分子在结构或数量上产生异常,从而引起机体一系病理变化,并产生功能障碍的一类病称为_____。
14. 基因突变可导致蛋白质发生_____或_____变化。
15. 血红蛋白病中,由于珠蛋白_____异常引起的是异常血红蛋白,由于珠蛋白_____异常引起的是地中海贫血。

七、是 非 题

1. DNA分子的碱基组成为A、G、C、U。( )
2. 脱氧核苷酸之间通过磷酸二酯键连接起来形成DNA分子。( )
3. 碱基互补配对时,腺嘌呤(A)与胸腺嘧啶(T)彼此以三个氢键连接。( )
4. 在DNA分子中,嘌呤碱基的总数与嘧啶碱基的总数相等。( )
5. 假基因与正常基因之间没有同源性。( )
6. 人类细胞的DNA全部存在于细胞核内。( )
7. 线粒体DNA为线形双链结构。( )
8. 在结构基因中,外显子为不编码的插入顺序或间隔顺序。( )
9. 侧翼顺序是在结构基因5′端和3′端两侧不转录的调控顺序区。( )
10. 基因具有稳定性、特异性、自体复制性和不可变异性。( )

11. 在双链 DNA 分子中,可以作为转录模板的那条单链称为编码链。(　　)
12. 体细胞突变只会随细胞的增殖在体细胞中传递而不会直接传递给下代。(　　)
13. 人类的单基因病大多是诱发突变的结果。(　　)
14. 基因突变具有多向性、可逆性、有害性和稀有性的特点。(　　)
15. 成人期主要的血红蛋白为 HbA。(　　)
16. 地中海贫血主要包括 α 地贫和 β 地贫两类。(　　)
17. 一个正常人类细胞中共有 4 个 β 基因。(　　)

八、选择题

A 型题

1. 断裂基因的编码序列称为(　　)
   A. 内含子　　　　　　　　B. 侧翼序列　　　　　　　C. 启动子
   D. 终止子　　　　　　　　E. 外显子
2. 真核细胞结构基因的侧翼顺序指(　　)
   A. 外显子与内含子接头　　B. 启动子、内含子、终止子　C. 非编码区
   D. 启动子、增强子、终止子　E. 启动子、外显子、终止子
3. 可引起血红蛋白异常的 β 基因是由于(　　)形成
   A. 移码突变　　　　　　　B. 碱基置换　　　　　　　C. 密码缺失
   D. 基因融合　　　　　　　E. 整码突变
4. 类 β 珠蛋白基因定位在(　　)
   A. 16p12　　　　　　　　B. 16q12　　　　　　　　C. 11p15
   D. 11q15　　　　　　　　E. 11q12
5. 类 α 球蛋白基因定位于(　　)
   A. 16q13　　　　　　　　B. 11q12　　　　　　　　C. 11p12
   D. 11p15　　　　　　　　E. 16p13
6. 标准型 α 地贫患者的基因型是(　　)
   A. αα/-α　　　　　　　　B. α-/-α　　　　　　　　C. --/-α
   D. --/--　　　　　　　　E. αα/αα
7. 静止型 α 地中海贫血的基因型是(　　)
   A. -α/-α　　　　　　　　B. --/-α　　　　　　　　C. αα/-α
   D. --/--　　　　　　　　E. αα/αα
8. 半乳糖血症是由于(　　)缺乏引起
   A. 半乳糖-1-磷酸尿苷酰转移酶　　　B. 磷酸果糖激酶
   C. 过氧化氢酶　　　　　　　　　　D. 葡萄糖-6-磷酸脱氢酶
   E. 葡萄糖-6-磷酸酶
9. HbF 的分子结构是(　　)
   A. $\alpha_2\beta_2$　　　　　　　　B. $\alpha_2\gamma_2$　　　　　　　　C. $\alpha_2\delta_2$

D. $\alpha_2\varepsilon_2$　　　　　　　　　E. 以上均不是

10. 镰形细胞贫血患者的血红蛋白是 HBS,其分子组成是(　　)

    A. $\alpha_2\beta_2^{6谷\to赖}$　　　　B. $\alpha_2\beta_2^{26谷\to赖}$　　　　C. $\alpha_2\beta_2^{26谷\to缬}$

    D. $\alpha_2\beta_2^{6谷\to缬}$　　　　E. $\alpha_2\beta_2^{6谷\to缬}$

11. HbH 病患者的可能基因型是(　　)

    A. --/--　　　　　　　B. $-\alpha/-\alpha$　　　　　　C. $--/\alpha\alpha$

    D. $-\alpha/\alpha\alpha$　　　　　E. $\alpha\alpha^{cs}/--$

12. 引起镰形细胞贫血的 β 珠蛋白基因突变类型是(　　)

    A. 移码突变　　　　　B. 错义突变　　　　　　C. 无义突变

    D. 整码突变　　　　　E. 终止密码突变

13. 白化病患者体内缺乏(　　)

    A. 苯丙氨酸羟化酶　　B. 半乳糖激酶　　　　　C. 酪氨酸酶

    D. 精氨酸酶　　　　　E. 葡萄糖-6-磷酸脱氢酶

14. 下列碱基转换中,哪组属于转换(　　)

    A. A↔C　　　　　　　B. A↔T　　　　　　　　C. T↔C

    D. G↔T　　　　　　　E. G↔C

15. 下列碱基置换中,哪组属于颠换(　　)

    A. G↔T　　　　　　　B. A↔G　　　　　　　　C. T↔C

    D. C↔U　　　　　　　E. T↔U

16. 基因中插入或丢失一或两个碱基会导致(　　)

    A. 突变点所在密码子的改变　　　　B. 突变点以前的密码的改变

    C. 突变点及其以后的密码的改变　　D. 突变点前后的八个密码的改变

    E. 基因的全部密码的改变

17. 某基因表达的多肽中,发现一个氨基酸异常,该基因突变的方式是(　　)

    A. 移码突变　　　　　B. 整码突变　　　　　　C. 无义突变

    D. 同义突变　　　　　E. 错义突变

18. 苯丙酮尿症患者体内哪种物质异常增高(　　)

    A. 酪氨酸　　　　　　B. 5-羟色胺　　　　　　C. V-氨基丁酸

    D. 黑色素　　　　　　E. 苯丙酮酸

19. 遗传信息是指 DNA 分子中(　　)

    A. 脱氧核糖的含量和分布　　　　　B. 碱基的互补配对的种类

    C. 碱基对的数量　　　　　　　　　D. A=T 对与 G≡C 对的数量比

    E. 碱基对的排列顺序

20. 与苯丙酮尿症不符的临床特征是(　　)

    A. 患者尿液有大量的苯丙氨酸　　　B. 患者尿液有苯丙酮酸

    C. 患者智力发育低下　　　　　　　D. 患者尿液和汗液有特殊臭味

    E. 患者的毛发和肤色较浅

21. 下列几个人类球蛋白基因中,哪个不能表达出正常的球蛋白( )
   A. α   B. β   C. γ   D. ψβ   E. δ
22. 关于基因的概念,哪种叙述是错误的( )
   A. 基因是染色体上占有一定位置的遗传单位
   B. 基因是 DNA 分子中储存有遗传信息,具有遗传效应的片段
   C. 真核细胞中含有的基因都是具有转录活性的结构基因
   D. 基因的表达是通过 DNA 转录和控制,翻译蛋白质的合成,对表型产生一定的影响
   E. 基因突变具有多向性、可逆性、有害性和稀有性等特点
23. 下面关于 DNA 分子的叙述中错误的是( )
   A. 一条链中的碳糖借助于氢键直接同互补链中的碳糖相连
   B. 碳糖是以 5 边环形存在的
   C. 嘌呤和嘧啶碱基与糖连在一起而不直接与磷酸连在一起
   D. 糖的 3 号碳和 5 号碳包含在核苷酸间的链中
   E. 鸟嘌呤和胞嘧啶以三个氢键连接

B 型题

   A. 启动子   B. 增强子   C. 外显子
   D. 内含子   E. 终止子

1. 断裂基因中的编码序列是( )
2. 断裂基因中的插入序列是( )
3. 断裂基因中的 RNA 聚合酶结合部位是( )
4. 断裂基因中的 TATA 框和 CAAT 框属于( )
5. 断裂基因中,能决定基因表达的组织特异性并能增强转录效率的特定序列是( )
6. 断裂基因中,位于 3′末端的回文结构序列属于( )
7. 断裂基因中的 GC 框能激活转录,其序列属于( )

   A. 同义突变   B. 错义突变   C. 无义突变
   D. 终止密码突变   E. 移码突变

8. 基因突变后,其编码的多肽链肯定会变短,这种突变方式是( )
9. 基因突变后,其编码的多肽链肯定会变长,这种突变方式是( )
10. 基因突变后,其编码的多肽链可能变长,也可能变短,这种突变方式是( )
11. 基因突变后,其编码的多肽链长度不变,但氨基酸有变化,这种突变方式是( )
12. 基因突变后,其编码的多肽链无任何变化,这种突变方式是( )

九、参 考 答 案

填空题

1. 断裂,外显子,内含子   2. 移码突变   3. 颠换   4. 无义突变   5. 错义突变   6. 假基因

7. 4,2　8. 苯丙氨酸羟化酶　9. 酪氨酸酶　10. 葡萄糖-6-磷酸脱氢酶 G-6-PD　11. 类α珠蛋白,类β珠蛋白　12. αα/α-　13. 分子病　14. 结构,数量　15. 结构,数量

是非题

1. F　2. T　3. F　4. T　5. F　6. F　7. F　8. F　9. T　10. T
11. F　12. T　13. F　14. T　15. T　16. T　17. F

选择题

A 型题

1. E　2. D　3. B　4. C　5. E　6. B　7. C　8. A　9. B　10. E
11. E　12. B　13. C　14. C　15. A　16. C　17. E　18. E　19. E　20. A
21. D　22. C　23. A

B 型题

1. C　2. D　3. A　4. A　5. B　6. E　7. A　8. C　9. D　10. E
11. B　12. A

第五章 单基因遗传与单基因病

一、本章学习目标

在掌握基因结构与单基因病的发病机制——基因突变的基础上,学习单基因遗传与单基因遗传病的概念、类型、遗传方式及系谱特点、两种单基因性状或疾病的伴随遗传及单基因遗传病发病风险的估计。

1. 掌握单基因遗传与单基因遗传病的概念、类型、遗传方式及系谱特点。
2. 掌握系谱分析法。
3. 掌握单基因遗传病发病风险的估计。
4. 熟悉常见的单基因病。
5. 了解两种单基因性状或疾病的伴随遗传。

二、学习重点内容

单基因遗传(monogenic inheritance)是指某种性状或疾病主要受一对等位基因控制的遗传方式。等位基因在亲代和子代间的传递基本上遵循孟德尔的分离定律和自由组合定律,所以,单基因遗传又称为孟德尔式遗传。

研究人类性状不能像动植物那样通过杂交实验研究其遗传规律,而需要特殊方法研究人类遗传方式。系谱分析法就是其中最常用的方法。系谱(pedigree)是指某种遗传病患者与家庭各成员相互关系的图解。

依照等位基因所在染色体和基因性质的不同,单基因遗传可分为常染色体遗传和性连锁遗传。前者又可分为常染色体显性遗传和常染色体隐性遗传,后者又可分为X连锁显性遗传、X连锁隐性遗传和Y连锁遗传。主要受一对等位基因控制的单基因遗传病简称单基因病(monogenic disease)。

(一)常染色体显性遗传

1. 常染色体显性遗传　一种与遗传性状或遗传病有关的基因位于常染色体上,其性质是显性的,这种遗传方式称为常染色体显性遗传(AD)。相应的疾病就称为常染色体显性遗传病。

(1)完全显性遗传:在常染色体显性遗传中,杂合体(Aa)与显性纯合体(AA)的表现完全相同的遗传方式,称为完全显性遗传。

(2) 不完全显性遗传:在常染色体显性遗传中,杂合体(Aa)的表现型介于显性纯合体(AA)和隐性纯合体(aa)表现型之间的遗传方式,称为不完全显性遗传或半显性遗传。

(3) 不规则显性遗传:在常染色体显性遗传中,杂合体(Aa)有的表现显性性状,也有些表现隐性性状,显性性状的传递不规则,故称为不规则显性遗传。显性基因在杂合状态下是否全部得到表现,受机体的内外环境因素的影响。一种显性基因在杂合状态下是否表现,可用外显率(penetrance)来衡量。外显率是指一定基因型的个体在特定的环境中形成相应表现型的比例,一般用百分率(%)表示。显性致病基因在杂合状态下除有外显率的差异外,还有表现度(expressivity)的不同,即杂合体在不同的遗传背景和环境因素的影响下,所患遗传病的严重程度有区别。

(4) 共显性遗传:也称等显性遗传,是指一对等位基因之间,没有显性与隐性的区别,在杂合状态下,两种基因的作用都完全表现出来。

(5) 延迟显性遗传:在常染色体显性遗传中,杂合体(Aa)在个体发育的较晚时期,显性基因的作用才表现出来,称为延迟显性遗传。

2. 常染色体显性遗传病的系谱特征

(1) 患者绝大多数为杂合子。由于致病基因在常染色体上,因此患病与性别无关,即男女患病机会均等。

(2) 患者双亲之一是该病患者,致病基因是由患病亲代传来。如果双亲无病,子女一般不会患病,如果患病,则可能是新发生的突变所致,这种情况可见于一些突变率较高的病种。

(3) 患者的同胞中约1/2可能患病。

(4) 患者子代中有1/2将患病,也就是说患者每生育一次都有1/2的风险生出患儿,因此在一个家庭中连续几代都有患者,即连续遗传。

(二) 常染色体隐性遗传

1. 定义 控制遗传性状或遗传病的基因位于常染色体上,其性质是隐性的,在杂合状态时不表现相应性状,只有当隐性基因纯合子(aa)方得以表现,称为常染色体隐性遗传(AR)。以这种方式遗传的疾病叫做常染色体隐性遗传病。

在常染色体隐性遗传中,杂合体(Aa)由于有显性基因A的存在,基因a的作用不能表现,杂合体并不发病,表型正常,但却可能将致病基因a传给后代,这样的个体叫做致病基因携带者,简称携带者(carrier)。

2. 常染色体隐性遗传病的系谱特征

(1) 患者与性别无关,男女患病机会均等。

(2) 患者双亲一般无病,但是他们均为致病基因的肯定携带者。患者同胞中约有1/4可能患病,患者的表型正常的同胞约有2/3的可能为携带者。在小的家系中,患者比例往往偏高。

(3) 患者的子女中一般无患儿,所以本病看不到连续传递,往往是散发的。

(4) 常染色体隐性遗传病近亲婚配时,子女患病风险比非近亲婚配者高,而且发病率愈低,这种倾向愈明显。

（三）性连锁遗传

1. **X连锁显性遗传** 一些与性状或遗传病有关的基因位于X染色体上，其性质是显性的，这种遗传方式称为X连锁显性遗传，这种疾病称为X连锁显性遗传病。

X连锁显性遗传病系谱特征：

（1）系谱中女性患者多于男性患者（约为男性患者的两倍），但病情常较男性患者为轻。

（2）患者的双亲中，有一方是该病患者。

（3）由于交叉遗传，男性患者的后代中，女儿都将患病，儿子都正常；女性患者的后代中，子女各有1/2的患病风险。

（4）系谱中常可看到连续传递的现象。

2. **X连锁隐性遗传** 一种与性状或遗传病有关的基因位于X染色体上，这些基因的性质是隐性的，并随着X染色体的行为而传递，其遗传方式称为X连锁隐性遗传（XR）。

X连锁隐性遗传病系谱特征：

（1）男性患者远多于女性患者。在一些发病率低的疾病系谱中，往往只有男性患者。

（2）双亲无病时，儿子可能患病，女儿则不发病；如果儿子患病，母亲是肯定携带者。

（3）由于交叉遗传，男性患者的兄弟、姨表兄弟、舅父、外甥、外祖父和外孙也可能是该病的患者。

（4）系谱中一般看不到连续传递的现象。

3. **Y连锁遗传** 一种与遗传性状有关的基因位于Y染色体上，它必将随Y染色体的行为而传递，由男性向男性传递，这种遗传方式就称为Y连锁遗传。

在单基因遗传病中，除了上述几种遗传方式外，还有下列特殊情况：

（1）从性遗传：从性遗传和性连锁遗传的表现形式都与性别有着密切的关系，但它们是两种截然不同的遗传现象。性连锁遗传的基因位于性染色体上，而从性遗传的致病基因位于常染色体上，可为显性和隐性基因。这种常染色体上的基因所控制的性状，在表型上受性别影响而显出男女分布比例或表现程度差异的现象，称为从性遗传。

（2）遗传早现：是指遗传病（一般为显性遗传病）在连续几代的遗传中有发病年龄提前和病情症状逐代加剧的现象。

（3）限性遗传：某种性状或疾病的基因位于常染色体或性染色体上，其性质可以是显性或隐性，但由于性别限制，只在一种性别中表现，另一性别则完全不能表达，这是由于男女性在解剖学结构上或性激素分泌方面的差异和限制所致，但这些基因均可传给下一代，这种遗传方式称限性遗传。

4. **遗传病的遗传异质性** 在遗传学中，表现型通常是由基因型决定的，但同一表现型并不一定是一种基因型表达的结果，几种基因型可能表现为同一表现型，这种表现型相同而基因型不同的现象称为遗传异质性。

5. **两种单基因性状或疾病的伴随遗传** 当一个家系中同时存在两种单基因遗传病时，分析其传递规律的关键问题，首先应考虑控制它们的基因是否位于同一条染色体上，由此可分为两种情况。

（1）两种单基因病的致病基因分别位于非同源染色体上：在临床上，一个家系如果出现两种单基因病患者，而两种单基因病的致病基因位于非同源染色体上，它们按自由组合律独立传递。

（2）两种单基因病的致病基因位于同一对染色体上：当两种单基因病的致病基因位于同一对染色体上时，它们按照遗传的连锁互换定律传递，而子代中重组类型的比率由交换率决定。

6. 单基因遗传病发病风险的估计

（1）对基因型能推定者发病风险的估计：对单基因遗传病中基因型能确定的个体，发病风险的估计可按照系谱特点推算。

1）常染色体隐性遗传：常染色体隐性遗传病患者的基因型一定是隐性纯合子，其父母往往是表型正常的携带者；因此，患者同胞的发病风险是 1/4，3/4 为正常个体，而在正常同胞中由 2/3 的可能性是携带者。

2）常染色体显性遗传：临床上常见的常染色体显性遗传病患者绝大多数为杂合体，所以夫妇一方患病时，每胎发病风险是 1/2；夫妇双方都是杂合体患者时，子女发病风险为 3/4；患者正常同胞（除外显不全和延迟显性外）的子女一般不会患病。

3）X 连锁隐性遗传：男患者与正常女性婚配，其儿子全部正常，女儿都是携带者；女携带者与正常男性婚配，男孩患病风险为 1/2，女孩将有 1/2 的几率为携带者。

4）X 连锁显性遗传：当父亲是患者，母亲正常时，其儿子全部正常，女儿全部患病；如母亲为杂合体患者而父亲正常，其儿女各有 1/2 发病风险。

（2）对基因型不能推定者发病风险的估计：如果夫妇双方或一方的基因型根据家系所提供的信息不能肯定，而家系中又提供有其他信息，如正常孩子数、实验室检查的有关数据、年龄等，这些信息都可否定或确定带有某种基因的可能性，这时要估计子代发病的风险率则较为复杂，可根据 Bayse 逆概率定律计算。首先要确定前概率和条件概率，在此基础上计算出联合概率和后概率，从而得出子代发病的风险率。在特定的遗传情况下，要把各种可能的假设条件，即各种可能的基因型均考虑在内。

1）前概率：是按照有关遗传理论或遗传病的遗传方式列出有关成员可能具有的基因型以及产生这种基因型的分离概率，此分离概率是根据孟德尔分离律得出的理论概率。

2）条件概率：条件概率要从系谱中提供的遗传信息来确定，如已知家庭成员的健康状况、正常子女数、患儿数、发病年龄、实验检查结果等，在上述这些情况下的概率即为条件概率。

3）联合概率：是某一种基因型前提下前概率和条件概率所说明的两个事件同时出现的概率，即前概率和条件概率之积。

4）后概率：是每一假设条件下的联合概率除以所有假设条件下各基因型联合概率之和，即联合概率的相对概率。

三、英语词汇

monogenic inheritance　　单基因遗传　　　　monogenic disease　　单基因遗传病

AD　常染色体显性遗传
AR　常染色体隐性遗传
XD　X连锁显性遗传
XR　X连锁隐性遗传

Penetrance　外显率
Expressivity　表现度
Codominance　共显性
Pedigree　系谱

四、名词解释

1. 系谱:是指某种遗传病患者与家庭各成员相互关系的图解。
2. 单基因遗传:是指某种性状或疾病主要受一对等位基因控制的遗传方式。等位基因在亲代和子代间的传递基本上遵循孟德尔的分离定律和自由组合定律,所以,单基因遗传又称为孟德尔式遗传。
3. 单基因病:主要受一对等位基因控制的单基因遗传病简称单基因病。
4. 常染色体显性遗传:一种与遗传性状或遗传病有关的基因位于常染色体上,其性质是显性的,这种遗传方式称为常染色体显性遗传。
5. 外显率:是指一定基因型的个体在特定的环境中形成相应表现型的比例,一般用百分率(%)表示。
6. 表现度:是指一种基因在个体中的表现程度。同一基因型的不同个体,由于各自的遗传背景以及所受外界环境因素影响的差异,其表现程度可有明显的不同。
7. 常染色体隐性遗传:控制遗传性状或遗传病的基因位于常染色体上,其性质是隐性的,在杂合状态时不表现相应性状,只有当隐性基因纯合子(aa)方得以表现,称为常染色体隐性遗传。
8. 携带者:在常染色体隐性遗传中,杂合体(Aa)由于有显性基因A存在,基因a的作用不能表现,杂合体并不发病,表型正常,但却可能将致病基因a传给后代,这样的个体叫致病基因携带者,简称携带者。
9. X连锁显性遗传:一些与性状或遗传病有关的基因位于X染色体上,其性质是显性的,这种遗传方式称为X连锁显性遗传。
10. X连锁隐性遗传:一些与性状或遗传病有关的基因位于X染色体上,其性质是隐性的,这种遗传方式称为X连锁隐性遗传。
11. 交叉遗传:在X连锁遗传中男性的X连锁遗传基因只能从母亲传来,将来只能传给他的女儿,不存在男性向男性的传递,这种遗传方式称为交叉遗传。

五、问　答　题

1. 一个女性父母正常,但其姨表兄死于甲型血友病(XR),她与一个正常男子结婚,所生儿子发病风险是多少?

答:血友病为XR遗传,姨表兄(患者)基因型为X^aY,姨表兄之母必为携带者X^AX^a。此女性的母亲带X^a的机会为1/2,该女性带X^a的机会为1/4。女性携带者所生儿子有1/2的机会获得X^a,故发病概率为:$1/4 \times 1/2 = 1/8$。

2. 一对表型正常的夫妇,男性的父亲、女性的祖母都是白化病(AR)患者,这对夫妇的子女患白化病的风险是多少?

答:白化病患者的基因型 aa,患者的子女的基因型为 Aa,则丈夫的基因型为 Aa,妻子的基因型为 1/2Aa,故他们子女发病概率为:$1×1/2×1/4=1/8$

3. 人类眼睛的棕色(B)对蓝色(b)显性,有耳垂(A)对无耳垂(a)显性,此两对性状的遗传为不同对基因控制的独立遗传。试分析棕眼有耳垂男性与蓝眼有耳垂女性婚配后,生出一个蓝眼无耳垂子女的最大概率是多少?

答:根据题意这对夫妇的基因型只有分别为 BbAa 和 bbAa,他们才有可能出生蓝眼无耳垂子女。即:BbAa×bbAa,子女 bbaa 占 1/8(12.5%)

4. 假肥大型肌营养不良(DMD)为 XR 遗传病。现有一表型正常的女子有两个患 DMD 的舅舅,但她的 4 个哥哥表型正常,请计算她结婚后如生育男孩,其发病风险为多少?

答:先计算此女性的母亲 A 为携带者的概率,绘制如下 Bayes 表格:

	A 为携带者	A 不为携带者
前概率	1/2	1/2
条件概率	$(1/2)^4$	1
联合概率	1/32	1/2
后概率	1/17	16/17

此女性 B 为携带者的概率 $1/17×1/2=1/34$

其儿子发病风险为 $1/34×1/2=1/68$

5. 一个具 M 血型和 O 血型的男子与 MN 血型和 B 血型的女子结婚后,其所生子女可能出现哪些血型?比例如何?

答:(1) MMii×MNI^{B}i

精子＼卵子	MI^B	Mi	NI^B	Ni
Mi	MMI^{B}i	MMii	MNI^{B}i	MNii

(2) MMii×MNI^{B}I^B

精子＼卵子	MI^B	NI^B
Mi	MMI^{B}i	MNI^{B}i

所生子女可能出现血型为 1/4 M 型和 B 型;1/4 M 型和 O 型;1/4 MN 型和 B 型;1/4 MN 型和 O 型或 1/2 M 型和 B 型;1/2 MN 型和 B 型。

6. 一对表型正常的夫妇,婚后生出了一个患有白化病的女儿和一个色盲的儿子,请分析其原因。

答:(1) 白化病的遗传方式为 AR,父母表型正常,但均为致病基因携带者,故可生育白化病女儿;儿子表型正常,可能为致病基因携带者,也可能为正常的纯合子。

(2) 色盲为 XR 疾病,儿子患病,则其母为携带者。

7. 一个患抗维生素佝偻病的女性与患一个 Huntington 舞蹈病的男性结婚,请分析其后代的患病的可能性。

答:(1) 抗维生素佝偻病为 XD 的遗传方式,故所生子女 1/2 可能为正常人,1/2 可能为患者。

(2) Huntington 舞蹈病男性为 AR 疾病,该男性为隐性纯合子,其子女 1/2 可能为正常人,1/2 可能为表型正常的携带者。

8. 一对夫妇是姨表兄妹结婚,他们有一个正常孩子,但又怀孕了,此时知道外婆的两个哥哥患 Hurler 综合征(AR)死亡,问这对夫妇生出 Hurler 综合征患者的风险有多大?

答:外婆为携带者的概率为 2/3,则该夫妇各自的母亲为携带者概率均为 1/3,那么此夫妇为携带者的概率均为 1/6。根据题意绘制如下 Bayes 表格:

	此夫妇同为携带者	此夫妇不同为携带者
前概率	1/36	35/36
条件概率	3/4(生一个正常孩子)	1
联合概率	3/144	35/36
后概率	3/143	140/143

这对夫妇生患儿的风险为 3/143×1/4=3/572

9. 一个女性父母正常,但其姨表兄死于甲型血友病(XR),她与一个正常男子结婚,所生儿子发病风险是多少?

答:血友病为 XR 遗传,姨表兄(患者)基因型为 X^aY,姨表兄之母必为携带者 X^AX^a。此女性的母亲带 X^a 的机会为 1/2,该女性带 X^a 的机会为 1/4。女性携带者所生儿子有 1/2 的机会获得 X^a,故发病概率为:1/4×1/2=1/8。

10. 杜氏肌营养不良(DMD)是一种 XR 病,现有一表型正常的女子(A)有两个患病的哥哥,她已婚并生育了四个正常的儿子,试问她为携带者的可能性为多少?如果她再生育一个儿子,发病风险如何?

答:根据题意绘制如下 Bayes 表格:

	A 的基因型为 X^AX^a	A 的基因型为 X^AX^A
前概率	1/2	1/2
条件概率	$(1/2)^4$	1
联合概率	1/32	1/2
后概率	1/17	16/17

则该妇女再生儿子的发病风险为:1/17×1/2=1/34。

11. 一个 25 岁青年的叔叔患慢性进行性舞蹈病(AD),祖母也患此病,父亲今年 50 岁无病,此青年及其子女发病的风险有多大?(此病 50 岁的外显率为 70%,25 岁的外显率为 5%)

答:先计算父亲带有致病基因(HC)的概率,绘制如下 Bayes 表格:

	父带 HC	父不带 HC
前概率	1/2	1/2
条件概率	1%~70%	1
联合概率	3/20	1/2
后概率	3/13	10/13

通过父亲带 HC 的后概率计算出该青年带 HC 的前概率,再绘制如下 Bayes 表格:

	该青年带 HC	该青年不带 HC
前概率	3/13×1/2	1~3/26
条件概率	1%~50%	1
联合概率	57/520	23/26
后概率	57/517(0.11)	460/517(0.89)

所以,此青年发病风险为 0.11,其子女发病风险为 1/2×0.11 = 0.055

12. 一个表型正常的女子与一佝偻病男子结婚后所生育的 2 个女儿均为佝偻病患者,而 2 个儿子均正常,他们的女儿同正常男子婚配后,所生子女(2 男,2 女)各有一半患佝偻病。说明该病的遗传方式并写出家系中患者及其双亲的基因型。

答:根据以下两点判断该病为 XD 遗传:

(1) 男性患者的后代中,女儿全患病,儿子均正常。

(2) 女性患者的后代中,儿女均有患病。

男性患者的基因型:X^DY。女性患者的基因型:X^DX^d。

表型正常女子的基因型:X^dX^d。佝偻病男子的基因型:X^DY。

佝偻病女儿的基因型:X^DX^d。正常男子的基因型:X^dY。

13. 慢性进行舞蹈病为延迟显性遗传病,杂合体多在 40 岁时发病,此时致病基因(HC)的外显率为 70%,而 20 岁时的外显率为 10%。现有一女子其母亲为该病患者,她本人 40 岁尚未发病,她有一 20 岁女儿也未发病,试问她女儿将来发病的可能性是多少?

答:先计算此 40 岁女性带有致病基因 HC 的概率,绘制如下 Bayes 表格:

	A 带有 HC	A 不携带 HC
前概率	1/2	1/2
条件概率	1%~70%	1
联合概率	3/20	1/2
后概率	3/13	10/13

然后计算 20 岁女儿将来发病的可能性,绘制如下 Bayes 表格:

	B 带 HC	B 不带 HC
前概率	3/13×1/2	1~3/13×1/2
条件概率	1%~10%	1
联合概率	27/260	23/26
后概率	27/257(0.105)【即为发病风险】	230/257(0.895)

14. 一个先天性聋哑(AR)的男子与其姨表妹(A)结婚后生育了一个正常女儿,试问他们的第2个孩子的发病风险是多少?

答:该患病男子的母亲一定是携带者,其姨姨是携带者的概率为1/2,则其姨表妹是携带者的前概率为1/4。应用Bayes法,计算A为携带者的概率:

	A 为携带者	A 不是携带者
前概率	1/4	3/4
条件概率	1/2	1
联合概率	1/8	3/4
后概率	1/7	6/7

故第2个孩子的发病风险是 $1/7 \times 1/2 = 1/14$。

15. 苯丙酮尿症(PKU)为AR病,现有一患该病的男子与其姨表妹(B)结婚,已知他们的外婆的母亲也是该病患者,他们已有了两个健康的孩子,如果再生一个孩子患此病的风险有多大?

答:外婆一定是携带者。姨表妹是携带者的前概率为1/4。绘制如下Bayes表格:

	B 为携带者	B 不为携带者
前概率	1/4	3/4
条件概率	$(1/2)^2$	1
联合概率	1/16	3/4
后概率	1/13(0.077)	1/12

再生一个孩子发病风险为 $1/13 \times 1/2 = 1/26 \approx 0.0385$。

16. 血友病是XR病,现有一女性的两个舅舅为该病患者,她母亲(A)和两个姨姨表型正常,她有四个正常弟弟,如果她与正常男性结婚有多大可能性生出血友病的孩子?

答:绘制如下Bayes表格:

	A 为携带者	A 不为携带者
前概率	1/2	1/2
条件概率	$(1/2)^4$	1
联合概率	1/32	1/2
后概率	1/17	16/17

则此女性为携带者的概率为 $1/17 \times 1/2 = 1/34$。

她生儿子的发病风险为 $1/34 \times 1/2 = 1/68$,生女儿发病风险为0。

17. 父亲是红绿色盲(XR)患者,母亲外表正常,生下一个女儿是红绿色盲患者,一个男孩是甲型血友病(XR)患者。色盲基因用b表示,血友病基因用h表示,如不考虑交换,问:
(1) 他们所生的女孩中,色盲的概率是多少?正常的概率是多少?血友病的概率是多少?
(2) 他们所生的男孩中,色盲的概率是多少?血友病的概率是多少?正常的概率是多少?

答:红绿色盲和甲型血友病都是XR遗传病,由题意可知,母亲既是红绿色盲基因携带者也是甲型血友病携带者,且两致病基因不在同一条染色体上,因此双亲的基因型是:$X^{Bh}X^{bH} \times X^{bH}Y$;如不考虑交换,在这样的婚配形式下,他们所生女孩中出现色盲的概率为50%,出现正常的概率为50%,出现甲型血友病的概率为0,他们所生男孩中出现色盲概率为50%,出现甲型血友病的概率为50%,出现正常的概率为0。

六、填　空　题

1. 一个人的基因型是 XbY,具有这种基因型的个体叫做_____。
2. 一只白色豚鼠和一只黄色豚鼠交配,子一代都是奶油色。豚鼠毛色的遗传方式是_____遗传。
3. 一个个体的基因型是 AaBb,这个个体形成生殖细胞时,AB 型配子所占的比例是_____。
4. 一对表型正常的夫妇各有一白化病同胞,但其父母均正常,这对夫妇同时为携带者的概率是_____。
5. 一个甲型血友病(XR)的男性患者与一无血友病家族史的女性结婚,他们生育患病女儿的风险是_____。他们再生儿子时,患病的可能性是_____。
6. 一个红绿色盲(XR)女性患者与一个正常男性婚配,其后代中女儿为红绿色盲的概率为_____。
7. 人类有一种 γ-球蛋白血症,控制这种遗传病的隐性基因位于 X 染色体上,如致病基因用 d 来表示,在女性中只有基因型是_____时才发病,女性携带者的基因型为_____;在男性中,只要_____染色体上带有 d 基因,就是患者。
8. 带有显性致病基因的杂合子,发育至一定年龄才表现出相应的疾病,此遗传病的遗传方式为_____。
9. 根据显性性状的表现特点,显性遗传分_____、_____、_____、_____、延迟显性遗传和从性显性遗传六种类型。
10. 丈夫 O 血型、妻子 AB 血型,后代可能出现_____血型或_____血型。

七、是　非　题

1. B 型血的人,其基因型必定是 I^BI^B。(　　)
2. 在性连锁隐性遗传病中,男性的致病基因只能传给女儿,女性的致病基因只能传给儿子。(　　)
3. 在性连锁显性遗传病中,男性患者的后代中,女儿都将发病,儿子都正常。(　　)
4. 所谓交叉遗传是指母亲把性状传给儿子的遗传方式。(　　)
5. 人类的红绿色盲,是性连锁隐性遗传,在人群中男性患者远远多于女性患者,这是因为男性只有一条 X 染色体,所以他只要有一个致病基因就会发病。(　　)
6. 遗传性肾炎是性连锁显性遗传病,母亲(杂合型)是患者时,子女各有一半是患者,男孩都是正常的,女孩都是患者。(　　)

7. A型轴后型多指症是由于基因突变导致多指,额外指长在小指侧,发育良好,其外显率为75%,该病的遗传方式为不规则显性遗传。(　　)
8. 早秃是由于基因突变引起的,杂合体男性在35岁时即可出现秃顶,杂合体女性不出现早秃,该病的遗传方式为全男性遗传。(　　)
9. 红绿色盲是X连锁隐性遗传病,男性患者的姊妹一定是携带者。(　　)
10. 对于X连锁隐性遗传病,群体中只有男性患者。(　　)

八、选 择 题

A型题

1. 已知Y和y与R和r这两对基因是自由组合的,基因型是YyRr的个体产生的配子类型是(　　)
   A. Yy,Rr　　　　　　　B. Y,y,Rr　　　　　　　C. YR,yr
   D. YR,Yr,yR,yr　　　　E. YR,Yr,rR,Rr
2. 基因型AABb的个体和Aabb的个体杂交后代不该有的基因型是(　　)
   A. AABb　　　　　　　B. AaBb　　　　　　　C. AAbb
   D. Aabb　　　　　　　E. AaBB
3. 下列哪一条不符合常染色体隐性遗传的特征(　　)
   A. 致病基因的遗传与性别无关,男女发病机会均等
   B. 系谱中看不到连续遗传现象,常为散发
   C. 患者的双亲往往是携带者
   D. 近亲婚配与随机婚配的发病率相等
   E. 患者的同胞中,患者的数量占1/4,正常个体约占3/4
4. 一对夫妇表型正常,婚后生了一个白化病(AR)的儿子,这对夫妇的基因型是(　　)
   A. Aa和Aa　　　　　　B. AA和Aa　　　　　　C. aa和Aa
   D. aa和AA　　　　　　E. AA和AA
5. 下列哪一条不符合常染色体显性遗传的特征(　　)
   A. 男女发病机会均等　　　　B. 系谱中呈连续传递现象
   C. 患者都是纯合体(AA)发病,杂合体(Aa)是携带者
   D. 双亲无病时,子女一般不会发病　　E. 患者的同胞中约1/2发病
6. 不规则显性是指(　　)
   A. 隐性致病基因在杂合状态时不表现出相应的性状
   B. 杂合子的表现型介于显性纯合子和隐性纯合子之间
   C. 由于环境因素和遗传背景的作用,杂合体中的显性基因未能形成相应的表现型
   D. 致病基因突变成正常基因
   E. 致病基因丢失,因而表现正常
7. 复等位基因是指
   A. 一对染色体上有三种以上的基因

B. 一对染色体上有两个相同的基因

C. 同源染色体的不同位点有三个以上的基因

D. 同源染色体的相同位点有三种以上的基因

E. 非同源染色体相同位点上不同形式的基因

8. 一对等位基因在杂合状态下,两个基因的作用都完全表现出来叫做(　　)
   A. 常染色体隐性遗传　　B. 不完全显性遗传　　C. 不规则显性遗传
   D. 延迟显性遗传　　E. 共显性遗传

9. 在进行纯种动物(AA×aa)的杂交实验中,如果子1代自交,子2代表现型出现1:2:1的比例,这说明遗传方式为(　　)
   A. 完全显性遗传　　B. 不完全显性遗传　　C. 不规则显性遗传
   D. 共显性遗传　　E. 延迟显性遗传

10. 父母都是B血型,生育了一个O血型的孩子,这对夫妇再生育孩子的血型可能是(　　)
    A. 只能是B型　　B. 只能是O型
    C. 3/4是O型,1/4是B型　　D. 3/4是B型,1/4是O型
    E. 1/2是B型,1/2是O型

11. 关于X连锁隐性遗传,下列哪一种说法是错误的(　　)
    A. 系谱中往往只有男性患者　　B. 女儿有病,父亲也一定是同病患者
    C. 双亲无病时,子女均不会患病　　D. 有交叉遗传现象
    E. 母亲有病,父亲正常,儿子都是患者,女儿都是携带者

12. 母亲是红绿色盲(XR)患者,父亲正常,他们的四个儿子中有(　　)个是色盲患者
    A. 1个　　B. 2个　　C. 3个
    D. 0个　　E. 4个

13. 某男孩是红绿色盲(XR),他的父母、祖父母、外祖父母色觉都正常,这个男孩的色盲基因是通过哪些人传下来的(　　)
    A. 外祖母→母亲→男孩　　B. 外祖父→母亲→男孩　　C. 祖父→父亲→男孩
    D. 祖母→父亲→男孩　　E. 以上都不是

14. 丈夫是红绿色盲(XR),妻子正常,妻子的父亲是红绿色盲,这对夫妇生下色盲孩子的机会是(　　)
    A. 1/2　　B. 0　　C. 1/4
    D. 3/4　　E. 1

15. 一个男性是血友病A(XR)患者,其父母和祖父母均正常,其亲属中不可能患血友病A的是(　　)
    A. 外祖父或舅父　　B. 姨表兄弟　　C. 姑姑
    D. 同胞兄弟　　E. 外甥

16. 一个色盲(XR)男子的父母、祖父母和外祖父的色觉均正常,他的舅舅也是色盲患者,这个男子的(　　)
    A. 父亲是色盲基因携带者　　B. 母亲是色盲基因携带者
    C. 奶奶是色盲基因携带者　　D. 外祖父是色盲基因携带者

E. 爷爷是色盲基因携带者

17. 慢性进行性舞蹈病属常染色体显性遗传病,如果外显率为90%,一个杂合型患者与正常人结婚生下患者的概率为(   )
    A. 50%   B. 45%   C. 75%
    D. 25%   E. 100%

18. 如果 A、B、C 三个基因位于同源染色体的同一位点上,我们把这一组基因叫做(   )
    A. 等位基因   B. 复等位基因   C. 非等位基因
    D. 多基因家族   E. 基因簇

19. 假如双亲的基因型都是 Aa,他们的子代将有(   )
    A. 1/4 Aa   B. 2/4 Aa   C. 3/4 Aa
    D. 全部为 Aa   E. 没有 Aa

20. 如果夫妇一方是 AB 血型,另一方是 O 血型,他们的后代不可能出现(   )
    A. O 型   B. AB 型   C. AB 型和 O 型
    D. A 型   E. B 型

21. 在性连锁隐性遗传病中,女性携带者如果与男性患者婚配,他们后代中的(   )
    A. 女性将有 1/4 发病   B. 女性全部都发病   C. 男性将有 1/4 发病
    D. 男性全部都发病   E. 男女各有 1/2 发病

22. 并指是一种显性遗传病,杂合子患者病情的轻重不同,这是由于(   )所造成的
    A. 外显不全   B. 不完全显性   C. 表现度不同
    D. 环境因素不同   E. 修饰基因不同

23. 如果子女中没有出现 O 型血,他们双亲的血型应该是(   )
    A. A×AB   B. A×A   C. B×B
    D. O×A   E. O×B

24. 甲型血友病(XR)的基因不可能是(   )
    A. 父亲传给儿子   B. 父亲传给女儿   C. 母亲传给儿子
    D. 母亲传给女儿   E. 祖母传给孙女

25. 对于软骨发育不全症,显性纯合个体(AA)病情严重,出生后不久死亡,杂合体(Aa)发育为侏儒,隐性纯合个体(aa)是正常人,据此,可判断其遗传方式为(   )
    A. 完全显性遗传   B. 共显性遗传   C. 不完全显性遗传
    D. 不规则显性遗传 E. 从性显性遗传

26. 在 80 名杂合子(Aa)中,只有 60 人形成了基因 A 控制的性状,另外 20 人未出现相应性状,那么基因 A 的外显率为(   )
    A. 80%   B. 60%   C. 20%
    D. 75%   E. 25%

27. 显性基因在杂合状态下是否完全得到表现(   )
    A. 主要受修饰基因的影响
    B. 主要受外界环境的影响
    C. 既受加强基因的影响,也受减弱基因的影响

D. 既受修饰基因的影响,也受外界环境的影响

E. 完全由主要基因决定

28. 在( )遗传病的系谱中,可以看到隔代遗传的现象
   A. 不规则显性　　　　　B. 延迟显性　　　　　C. X连锁隐性
   D. 以上都是　　　　　　E. 只有 A、C

29. 成骨不全症的杂合体患者可以同时有骨质脆弱、多发性骨折、蓝色巩膜和耳聋,也可只有其中一种或两种临床表现,这说明( )
   A. 遗传度不同　　　　　B. 主基因不同　　　　　C. 外显率不同
   D. 表现度不同　　　　　E. 遗传异质性不同

30. 一对夫妇均是一种 AR 病携带者,此夫妇连生2个正常孩子的概率是( )
   A. 1/4　　　　　　　　B. 3/4　　　　　　　　C. 4/9
   D. 1/16　　　　　　　E. 9/16

31. 下列哪一项不是常染色体显性遗传病的特点( )
   A. 患者父母中必有一方为患者　　　B. 双亲无病时,子女一般正常
   C. 患者绝大多数为杂合子　　　　　D. 家族中可见连续多代的遗传现象
   E. 父亲不把致病基因传给儿子

32. 白化病(AR)携带者与白化病患者结婚,子女中患者出现的概率是( )
   A. 9/64　　　　　　　B. 1/2　　　　　　　　C. 1/4
   D. 3/8　　　　　　　E. 2/3

33. 下列遗传病中,呈单基因遗传的是( )
   A. 精神分裂症　　　　　B. 唇裂　　　　　　　　C. 糖尿病
   D. 短指(趾)畸形　　　　E. 哮喘

34. 关于 X 连锁隐性遗传,下列哪一种说法是错误的( )
   A. 双亲无病时,子女均不会患病
   B. 女儿有病,父亲也一定是同病患者
   C. 有交叉遗传现象
   D. 儿子有病,母亲一定是同病患者或携带者
   E. 母亲有病,父亲正常,儿子都是患者,女儿都是携带者

35. 某种遗传病患者子女的表现型比为1∶2∶1时,该病的遗传方式为( )
   A. 完全显性遗传　　　　B. 延迟显性遗传　　　　C. 不规则显性遗传
   D. 共显性遗传　　　　　E. 不完全显性遗传

36. 一个表型正常的女子与一个佝偻病男子结婚后生育的女儿均为佝偻病患者,而儿子均正常,他们的女儿同正常男子婚配后所生子女各有一半患病,该病的遗传方式为( ),该家族中患者的基因型为( )
   A. AD;Aa 和 AA　　　　B. AR;aa　　　　　　　C. XD;X^AX^a 和 X^AY
   D. XR;X^aX^a 和 X^aY　　E. XD;X^DX^a 和 X^aY

37. 表型正常的白化病携带者与白化病(AR)患者结婚,生一个正常孩子和两个患病孩子的机会是( )

A. 1/4　　　　　　　　　B. 1/8　　　　　　　　　C. 1/2
D. 3/8　　　　　　　　　E. 1/64

38. 父母均为白化病(AR)携带者,所生4个子女全为正常的机会是(　　)
   A. 12/256　　　　　　　B. 54/256　　　　　　　C. 81/256
   D. 108/256　　　　　　E. 16/81

39. 人类的指关节僵症是由一个显性突变引起的,外显率是75%。如果杂合个体之间结婚,子女有此病症的比例是多大(　　)
   A. 3/4　　　　　　　　B. 1/2　　　　　　　　C. 3/16
   D. 1/16　　　　　　　　E. 9/16

40. 一个男孩是红绿色盲(XR)患者,其父母和祖父母均正常,其亲属中不可能患此病的人是(　　)
   A. 外祖父　　　　　　　B. 姨表兄弟　　　　　　C. 姑姑
   D. 同胞兄弟　　　　　　E. 舅舅

41. 一个患有先天性软骨发育不全的侏儒(AD)与一个患有先天性聋哑的妇女(AR)结婚,他们后代的表型最多有(　　)
   A. 1种　　　　　　　　B. 2种　　　　　　　　C. 3种
   D. 4种　　　　　　　　E. 5种

42. 一个人的基因型是X^dY,该个体可以被称为(　　)
   A. 纯合子　　　　　　　B. 杂合子　　　　　　　C. 半合子
   D. 合子　　　　　　　　E. 配子

43. 两个纯合个体(aaBB×AAbb)杂交后,子1代自交,子2代表现型与第一个亲代(aaBB)相同的比率是(　　)
   A. 3/16　　　　　　　　B. 7/16　　　　　　　　C. 5/16
   D. 9/16　　　　　　　　E. 1/16

(44~45题)在人类中,红绿色盲由性连锁基因X^a控制,褐眼(B)与蓝眼(b)是一对相对性状,蓝眼由位于常染色体上的隐性基因突变所致。两个褐眼而且色觉正常的人结婚,生出一个蓝眼红绿色盲的儿子,问:

44. 母亲的基因型是(　　)
   A. bbX^AX^a　　　　　B. BbX^AX^A　　　　　C. BbX^AX^a
   D. BBX^AX^a　　　　　E. BBX^AX^A

45. 再生出蓝眼红绿色盲儿子的概率是(　　)
   A. 1/16　　　　　　　　B. 3/16　　　　　　　　C. 1/4
   D. 1/8　　　　　　　　E. 3/4

46. 生物体的某些性状在群体中的变异是不连续的,在绘制分布曲线时,可形成两个或三个峰,这些性状叫做(　　)
   A. 显性性状　　　　　　B. 隐性性状　　　　　　C. 质量性状
   D. 数量性状　　　　　　E. 不完全显性性状

47. 在一个医院里,10个孕妇都生出男孩的概率是( )
    A. 1/2   B. 1/10   C. 1/20
    D. $(1/2)^{10}$ E. $(1/10)^2$

48. 不完全显性遗传是指( )
    A. 杂合子表现型介于显性纯合子和隐性纯合子表现型之间
    C. 隐性基因作用未表现
    B. 显性基因作用未表现
    D. 显性基因作用介于显性和隐性之间
    E. 隐性基因作用介于显性和隐性之间

49. 交叉遗传的特点是( )
    A. 女性患者的致病基因一定是父亲传来,将来一定传给儿子
    B. 女性患者的致病基因一定是母亲传来,将来一定传给儿子
    C. 男性患者的致病基因一定是父亲传来,将来一定传给儿子
    D. 男性患者的致病基因一定是母亲传来,将来一定传给女儿
    E. 男性患者的致病基因一定是母亲传来,将来一定传给儿子

50. 一对夫妇均患先天性聋哑(AR),他们生出两个听觉正常的孩子,这是由于
    A. 表现度不一致   B. 外显率不完全   C. 基因的多效性
    D. 遗传异质性   E. 遗传和环境因素的共同作用

51. PTC 尝味,属于( )遗传
    A. 完全显性   B. 不完全显性   C. 共显性
    D. 不规则显性   E. 从性显性遗传

(52~53题)基因型为 AaBb 和 AABb 的两个体杂交

52. 子1代基因型有多少种( )
    A. 8种   B. 6种   C. 4种
    D. 2种   E. 10种

53. 子1代中基因型是 AABb 者出现的概率是( )
    A. 1/4   B. 1/8   C. 1/6
    D. 1/2   E. 1/3

54. 已知孩子的血型为 AB、MN,母亲的血型为 A、N,下列哪种血型可能是孩子的父亲( )
    A. B、M   B. A、M   C. AB、N
    D. O、MN   E. A、MN

55. 一位表型正常,但其父患红绿色盲(XR)的女子与正常男子结婚,其子女发病情况是( )
    A. 男孩全部患病   B. 女孩全部患病
    C. 男孩1/2正常,1/2患病   D. 女孩1/2携带者,1/2患病
    E. 全部孩子都正常

56. 外耳道多毛症属于( )
    A. Y 连锁遗传   B. X 连锁显性遗传   C. X 连锁隐性遗传
    D. 常染色体隐性遗传 E. 常染色体显性遗传

57. 视网膜母细胞瘤属常染色体显性遗传病,如果外显率为90%,一个杂合型患者与正常人结婚,生出患者的概率为(   )
    A. 50%　　　　　　　　B. 45%　　　　　　　　C. 75%
    D. 100%　　　　　　　 E. 90%

B 型题

　　A. AD　　　　　　　　B. AR　　　　　　　　C. XR
　　D. XD　　　　　　　　E. Y 连锁遗传

1. 外耳道多毛症的遗传方式为(   )
2. 进行性肌营养不良的遗传方式为(   )
3. 苯丙酮尿症的遗传方式为(   )
4. 抗维生素 D 性佝偻病的遗传方式为(   )

　　A. 发病与一对等位基因有关
　　B. 发病与多对微效基因有关
　　C. 致病基因位于常染色体上的显性基因
　　D. 致病基因位于 X 染色体上的隐性基因
　　E. 致病基因位于 X 染色体上的显性基因

5. 多基因遗传病(   )
6. 单基因遗传病(   )
7. X 连锁隐性遗传病(   )
8. X 连锁显性遗传病(   )
9. 常染色体显性遗传病(   )

　　A. 显性遗传　　　　　　B. 隐性遗传　　　　　　C. 共显性遗传
　　D. 不完全显性遗传　　　E. X 连锁隐性遗传

10. 一对等位基因杂合时,只表现出显性基因的作用(   )
11. 一对等位基因杂合时,个体的表现型介于显性纯合子和隐性纯合子之间(   )

　　A. 常染色体显性遗传病　　B. X 连锁显性遗传病　　C. 常染色体隐性遗传病
　　D. Y 连锁遗传病　　　　　E. X 连锁隐性遗传病

12. 患者双亲之一患病,男女发病机会均等(   )
13. 男性患者的后代中女儿全有病,儿子全正常(   )

　　A. 患者双亲中的一方患病　　B. 交叉遗传　　　　　　C. 两者均有关
　　D. 两者均无关　　　　　　　E. 两者都患病

14. 常染色体显性遗传病的特征是(   )
15. X 连锁显性遗传病的特征是(   )

16. 常染色体隐性遗传病的特征是(　　)

　　A. 单基因遗传病　　　　B. 多基因遗传病　　　　C. 两者都有关
　　D. 两者都无关　　　　　E. X连锁遗传病

17. 患者同胞中发病率约为1/2～1/4(　　)
18. 患者同胞中发病率约为1%～10%(　　)
19. 发病主要与一对等位基因有关(　　)
20. 遗传因素和环境因素共同作用决定发病(　　)

　　A. 完全显性　　　　　　B. 不完全显性　　　　　C. 不规则显性
　　D. 共显性　　　　　　　E. 延迟显性

21. 杂合体(Aa)的表现型介于纯合显性(AA)和纯合隐性(aa)之间,遗传方式为(　　)
22. 带有显性致病基因的杂合子,发育至一定年龄才表现出相应的疾病,遗传方式为(　　)
23. 杂合体(Aa)的表型与(AA)纯合子完全相同,遗传方式为(　　)

　　A. 2/3　　　　　　　　B. 1/4　　　　　　　　C. 1/2
　　D. 3/4　　　　　　　　E. 0

24. 一对夫妇表型正常,婚后生了一个白化病(AR)患儿,再生孩子是患者的概率为(　　)
25. 一对正常夫妇婚后生了一个苯丙酮尿症(AR)男孩和一个正常女孩,这女孩是携带者的概率为(　　)
26. 短指症常表现为常染色体显性遗传,外显率为100%,一个该病患者(Aa)与正常人婚配,他们每生一个孩子是患者的概率为(　　)
27. 一个正常人如果与短指症患者的正常同胞婚配,生出患者的概率为(　　)

　　A. 1　　　　　　　　　B. 1/4　　　　　　　　C. 2/3
　　D. 3/4　　　　　　　　E. 1/16

28. 一对正常夫妇生了一个高度近视(AR)的男孩和一个正常女孩,再生孩子是患者的可能性为(　　)
29. 一对正常夫妇生了一个高度近视的男孩和一个正常女孩,这对夫妇是携带者的可能性为(　　)
30. 一对正常夫妇生了一个高度近视的男孩和一个正常女孩,此正常女孩是携带者的概率是(　　)
31. 一对正常夫妇生了一个高度近视的男孩和一个正常女孩,这对夫妇若再生两个孩子都是患者的可能性是(　　)

　　A. 1　　　　　　　　　B. 1/2　　　　　　　　C. 2/3
　　D. 0　　　　　　　　　E. 1/8

32. 一个白化病(AR)患者与一个完全正常的人婚配,后代是白化病患者的概率是(　　)

33. 一个白化病(AR)患者与一个完全正常的人婚配,后代是携带者的概率是( )

   A. 0
   B. 1/2
   C. 1/8
   D. 1
   E. 2/3

34. 丈夫为杂合型并指(AD),妻子正常,生下一个并指的孩子,如再生孩子是患者的可能性为( )

35. 丈夫为杂合型并指,妻子正常,生下一个并指的孩子,预期再生三个孩子都是正常的概率为( )

   A. 父亲正常,母亲色盲
   B. 父亲色盲,母亲是携带者
   C. 父亲正常,母亲是携带者
   D. 父亲色盲,母亲正常
   E. 父亲色盲,母亲色盲

36. 红绿色盲属XR遗传,儿子视觉都正常,女儿都是色盲基因携带者,其父母的情况是( )

37. 儿子中一半色盲,女儿中色盲和携带者各占一半,其父母的情况是( )

38. 儿子中一半色盲,女儿表型都正常,他们父母的情况是( )

39. 儿子都是色盲,女儿都是携带者,其父母的情况是( )

   A. A型或O型
   B. A型
   C. O型
   D. AB型
   E. A型或B型

40. 一个血型为I^Ai的人与一个血型为I^Bi的人结婚,后代的血型是( )

41. 一个O型血的男子与一个AB型血的女人婚配,后代血型是( )

   A. 1/9
   B. 1/4
   C. 2/3
   D. 3/4
   E. 1

42. 一对夫妇表型正常,婚后生了一个半乳糖血症(AR)的女儿和一个正常男孩,这男孩是携带者的概率为( )

43. 一对夫妇表型正常,婚后生了一个半乳糖血症(AR)的女儿和一个正常男孩,这男孩与一个表型正常,但其弟弟患半乳糖血症的女人结婚,那么他们的第一个孩子是患者的概率为( )

   A. X^AY
   B. X^aY
   C. X^aX^a
   D. X^AX^A
   E. X^AX^a

44. 在X连锁隐性遗传病中,男性患者的基因型是( )
45. 在X连锁显性遗传病中,男性患者的基因型是( )
46. 在X连锁隐性遗传病中,女性患者的基因型是( )
47. 在X连锁显性遗传病中,正常女性的基因型是( )

A. Aa×Aa B. $X^hY \times X^HX^h$ C. $X^HY \times X^HX^H$
D. $X^hY \times X^HX^h$ E. $X^HY \times X^HX^h$

48. 一对夫妇生了一个甲型血友病(XR)的女儿,这对夫妇的基因型是(　　)
49. 一对夫妇表型正常却生了一个甲型血友病的儿子,这对夫妇的基因型是(　　)

九、参考答案

填空题

1. 半合子　2. 不完全显性　3. 1/4　4. 4/9　5. 0,0　6. 0　7. X^dX^d,X^DX^d,X　8. 延迟显性　9. 完全显性遗传,不完全显性遗传,不规则显性遗传,共显性遗传　10. A,B

是非题

1. F　2. F　3. T　4. F　5. F　6. F　7. T　8. F　9. F　10. F

选择题

A 型题

1. D　2. E　3. D　4. A　5. C　6. C　7. D　8. E　9. B　10. D
11. C　12. E　13. A　14. A　15. C　16. B　17. B　18. B　19. B　20. C
21. E　22. C　23. A　24. A　25. C　26. D　27. D　28. E　29. D　30. E
31. E　32. B　33. D　34. A　35. E　36. C　37. D　38. C　39. E　40. C
41. D　42. C　43. E　44. C　45. A　46. C　47. D　48. A　49. D　50. D
51. B　52. B　53. A　54. A　55. C　56. A　57. B

B 型题

1. E　2. C　3. B　4. D　5. B　6. A　7. D　8. E　9. C　10. A
11. D　12. A　13. B　14. A　15. C　16. D　17. A　18. B　19. A　20. B
21. B　22. E　23. A　24. B　25. A　26. C　27. E　28. B　29. D　30. C
31. E　32. D　33. A　34. B　35. C　36. D　37. B　38. C　39. A　40. A
41. E　42. C　43. A　44. B　45. A　46. C　47. C　48. B　49. E

第六章 多基因遗传与多基因病

一、本章学习目标

在掌握单基因遗传性状——质量性状与单基因遗传病的基础上,学习多基因遗传性状——数量形状的概念、多基因遗传的特点、多基因遗传病的概念和特点、多基因遗传病的发病风险的估计。

1. 掌握数量性状的概念、多基因遗传的特点。
2. 掌握多基因遗传病的概念和特点。
3. 熟悉多基因遗传病发病风险的估计。
4. 了解常见的多基因病。

二、学习重点内容

(一) 多基因遗传的概念

人类的一些遗传性状或某些遗传病的遗传基础不是一对主基因,而是几对基因,每一对基因对遗传性状或遗传病形成的作用是微小的,故称为微效基因(minor gene)。但是,若干对基因作用积累之后,可以形成一个明显的表型效应,称为累加效应(additive effect)。这些基因也称累加基因(additive gene),因此这种性状或疾病的遗传方式称为多基因遗传(polygenic inheritance)或多因子遗传(multifactorial inheritance,MF);同时由于上述的遗传性状或遗传病的发生,不仅取决于两个以上微效基因的累加作用,还受环境因子的影响,因此这类性状也称为复杂性状或复杂疾病(complex disease),例如,糖尿病、精神分裂症、哮喘、多发硬化症等。另一方面,目前的研究认为在多基因遗传中,除了微效基因所发挥的作用并不是等同的,可能存在一些起主要作用的所谓主基因(major gene),这使得多基因遗传更加复杂,但"主基因"对了解多基因疾病的发生、诊断、治疗和预防很有帮助。

(二) 性状

1. **质量性状** 单基因遗传的性状或疾病的变异在群体中的分布是不连续的,可以明显地分为2~3群,称为质量性状(qualitative character)。

2. **数量性状** 多基因遗传的性状或疾病的变异在群体中的分布是连续的,不同个体间的差异只是量的变异,称为数量性状(quantitative character)。数量性状的遗传基础是受多基因控制的,同时也受环境因素的影响。

(三) 多基因遗传的特点

多基因遗传具有以下几个特点:①两个极端变异(纯种)的个体杂交后,子1代都是中间类型,但是,也存在一定范围的变异,这是环境因素影响的结果;②两个中间类型的子1代个体杂交后,子2代大部分是中间类型,但是其变异范围比子1代要更为广泛,有时会出现近于极端变异的个体;③在一个随机杂交的群体中,变异范围广泛,但是,大多数个体近于中间类型,极端变异的个体很少。

(四) 多基因病的特征

人类一些常见的畸形或常见病,其发病率大多超过1/1000,它们的发生有一定遗传基础,常表现有家族聚集倾向。但是它们的遗传基础不是单基因,患者同胞中的再发率不是1/2或1/4,远比这个频率低,大约只有1%~10%。这些病的发生有多基因的遗传基础,称为多基因病,同时受环境因素的影响。

1. **易患性与发病阈值** 在多基因遗传病的发生中,遗传因素和环境因素共同作用决定一个个体患某种遗传病的可能性称为易患性。由易患性所导致的多基因遗传病发病的最低限度称为发病阈值。阈值代表在一定的环境条件下,发病所必需的最低的易感基因的数量。阈值的存在,将群体中连续分布的易患性变异分为两部分,即一部分是正常群体,另一部分是患病群体。

2. **易患性变异与群体患病率** 一个个体的易患性高低无法测量,但是,一个群体的易患性平均值可以从该群体的患病率做出估计。利用正态分布平均值(或均值 μ)与标准差(δ)之间已知关系,可由患病率估计群体的发病阈值与易患性平均值之间的距离,这距离是以正态分布的标准差作为衡量单位。根据正态分布曲线下的总面积为100%,可推算得到均数加减任何数量标准差的范围内,曲线与横轴之间所包括面积占曲线下的总面积的比例。多基因遗传病的群体易患性呈正态分布,因此,它必然具有正态分布的特征。

多基因病的群体患病性呈正态分布:①$\mu \pm 1\sigma$(以平均值 μ 为 0,左右 1 个标准差 σ)范围内的面积占正态分布曲线下总面积的 68.28%,此范围以外的面积占 31.72%,左右侧各占约 16%;②$\mu \pm 2\sigma$ 范围内的面积占正态分布曲线下总面积的 95.46%,此范围以外的面积占 4.54%,左右侧各占约 2.3%;③$\mu \pm 3\sigma$ 范围内的面积占正态分布曲线下总面积的 99.74%,此范围以外的面积占 0.26%,左右侧各占 0.13%。

一个个体的易患性高低无法测量,但是一个群体的易患性平均值可以从该群体的患病率做出估计。当一种多基因病的群体患病率为 2.3% 时,其易患性阈值与易患性平均值距离约 2σ。例如,冠心病的群体患病率为 2.3%,其阈值与易患性平均值距离约 2σ。

一种多基因病的易患性阈值与平均值越近,表明易患性平均值高而阈值低,群体患病率高;相反,易患性的平均值与阈值距离越远,表明易患性平均值低而阈值高,群体患病率低。

3. **遗传度及其估算** 在多基因遗传病中,易患性高低受遗传因素和环境因素的双重影响,其中遗传因素在多基因遗传病发生中的作用大小可用遗传度来衡量。遗传度(heritability)的含义是多基因累加效应对疾病易患性变异的贡献大小。遗传度愈大,表明遗传因素对病因的贡献愈大。如果一种疾病其易患性变异全由遗传因素所决定,遗传度就是100%,这种情况是极少见的。在遗传度高的疾病中,遗传度可高达70%~80%,这表明遗传因素在决定疾病易患性变异上有重要作用,环境因素的作用较小;在遗传度低的疾病中,遗传度仅为30%~40%,这表明在决定疾病易患性变异上,环境因素有重要作用,而遗传因素的作用不显著,不会出现明显的家族聚集现象。

估算人类多基因遗传病遗传度的高低在临床实践上有重要意义,其估算遗传度的方法有两种,即Falconer公式和Holzinger公式。

(1) Falconer公式(Falconer method):是根据先证者亲属的患病率与遗传度有关而建立的。亲属患病率越高,遗传度越大,所以可通过调查先证者亲属患病率和一般人群的患病率,算出遗传度(h^2或H)。

$$h^2 = b/r$$

已知一般人群的患病率时,用下式计算回归系数b及其方差V_b

$$b = \frac{X_g - X_r}{a_g}$$

缺乏一般人群的患病率时,可设立对照组,调查对照组亲属的患病率,用下式计算回归系数:

$$b = \frac{P_c(X_c - X_r)}{a_r}$$

式中,b为亲属易患性对先证者易患性的回归系数;r为亲属系数(一级亲属:指一个人与其双亲、子女和同胞之间,其基因有1/2的可能性是相同的;二级亲属:指一个人与其叔、伯、姑、舅、姨、祖父母和外祖父母之间,其基因有1/4的可能性是相同的;三级亲属:指一个人与其表兄妹、堂兄妹、曾祖父母之间,其基因有1/8的可能性是相同的);X_g为一般群体易患性平均值与阈值之间的标准差数;X_c为对照组亲属中的易患性平均值与阈值之间的标准差数;X_r为先证者亲属易患性平均值与阈值之间的标准差数;a_g为一般群体易患性平均值与一般群体中患者易患性平均值之间的标准差数;a_r为先证者亲属易患性平均值与先证者亲属中患者易患性平均值之间的标准差数;q_g为一般群体患病率;q_c为对照亲属患病率,$p_c=1-q_c$;q_r为先证者亲属患病率。X_g、X_r和a_g、a_r均可由一般群体患病率、对照亲属患病率和先证者亲属患病率查Falconer表得到。

例如,有人调查先天性房间隔缺损在一般群体中的患病率为1/1000(0.1%),在100个先证者的家系中调查,先证者的一级亲属共有669人(双亲200人,同胞279人,子女190人),其中有22人(a_r)发病,依次求得先证者一级亲属的患病率为22/669×100%=3.3%(q_r),然后查Falconer表。按群体患病率查得X_g和a_g,再根据亲属患病率查得X_r和a_r,然后代入公式求出b值。

$$b = \frac{X_g - X_r}{a_g} = \frac{3.090 - 1.838}{3.367} = 0.37$$

将b值代入公式:$h^2 = b/r = 0.37/0.5 = 0.74 = 74\%$

以上计算结果表明,遗传因素对先天性房间隔缺损发生的贡献为74%,经显著性检验该遗传度有统计学意义。

在缺乏一般人群患病率数据时,可选择与病例组匹配的对照组,调查对照组亲属的患病率,用先证者亲属和对照亲属的患病率计算遗传度。对江苏启东肝癌的调查发现,肝癌患者一级亲属 6 591 人中,有 359 人(a_r)发病,其患病率为 5.45%(q_r);在年龄和性别均与患者相应的无病对照者的 5 227 名一级亲属中,有 54 人患肝癌,患病率 q_c = 0.0103 = 1.03%。p_c = 1−q_c = 0.9897,分别查得 X_r、X_c 和 a_r、a_c,然后代入公式求出 b 值。

$$b = \frac{p_c(X_c - X_r)}{a_c} = \frac{0.9897(2.315 - 1.603)}{2.655} = 0.2654$$

以上计算结果表明,遗传因素对肝癌发生的贡献超过 50%,经显著性检验该遗传度有统计学意义。

(2) Holzinger 公式(Holzinger formula,1929):是根据遗传度越高的疾病,一卵双生的患病一致率与二卵双生患病一致率相差越大而建立的。

所谓一卵双生(monozygotic twin,MZ)是由一个受精卵形成的两个双生子,他们的遗传基础相同,发育环境则可能存在差异;二卵双生(dizygotic twin,DZ)是由两个受精卵形成的两个双生子,他们的遗传基础不同(其差异程度与一般同胞间相同),发育环境也可能存在差异。所谓患病一致率是指双生子中一个患某种疾病,另一个也患同样疾病的频率。

$$h^2 = \frac{C_{MZ} - C_{DZ}}{100 - C_{DZ}}$$

式中,C_{MZ} 为一卵双生子的同病率;C_{DZ} 为二卵双生子的同病率。

例如,对躁狂抑郁性精神病的调查表明,在 15 对单卵双生子中,共同患病的有 10 对;在 40 对双卵双生子中,共同患病的有 2 对。依此来计算单卵双生子的同病率为 67%,双卵双生子的同病率为 5%。代入上式:

$$h^2 = \frac{C_{MZ} - C_{DZ}}{100 - C_{DZ}} = \frac{67 - 5}{100 - 5} = 0.65 = 65\%$$

以上结果表明,在躁狂抑郁性精神病中,遗传因素的贡献为 65%。

应当指出,遗传度估计值是由特定环境中特定人群的患病率估算得到的,不宜外推到其他人群和其他环境;同时,遗传度是群体统计量,用到个体毫无意义。如果某种疾病的遗传度为 50%,不能说某个患者的发病一半由遗传因素决定,一半由环境因素决定,而应该说在这种疾病的总变异中,一半与遗传变异有关,一半与环境变异有关。遗传度的估算仅适合于没有遗传异质性,而且也没有主基因效应的疾病。若导致疾病的多基因中有一个显性主基因,那么估算的遗传度可以超过 100%;若主基因为隐性基因,则由先证者的同胞估算的遗传度可以高于由父母或子女估算的遗传度。因此,只有当由同胞、父母和子女分别估算的遗传度相近似时,这个遗传度才是合适的。同时也才能认为该疾病的发生可能是多基因遗传的结果。

(五)影响多基因遗传病再发风险估计的因素

1. 复发风险与亲属级别的关系　多基因遗传病发病有明显的家族聚集倾向,患者亲属患病率高于群体患病率,而且随着与患者亲缘关系级别变远(或亲缘系数增大)患病率而剧减,向群体患病率靠拢。

在相当多的多基因遗传病中,群体患病率(p)常在 0.1%~1%,遗传度为 70%~80%,那么患者一级亲属的再患风险可利用 Edwards(1960)公式,其内容为患者一级亲属的发病率(f)

是群体患病率 p 的平方根,即 $f=\sqrt{p}$;当遗传度低于70%~80%时,患者一级亲属再发风险低于群体患病率的平方根;当遗传度高于70%~80%时,一级亲属再患风险高于群体患病率的平方根。例如:唇裂的群体患病率为0.17%,其遗传度为76%,患者一级亲属再发风险 $\theta_r = \sqrt{0.0017} \approx 4\%$。

通过查阅群体患病率、遗传度和患者一级亲属患病率之间的相互关系图,只要已知其中的两者,便可对第三者进行估算。

2. **患者亲属再发风险与亲属中受累人数有关**　在多基因遗传病中,当一个家庭中患病人数愈多,则亲属再发风险愈高。例如,一对夫妇表型正常,但头胎出生了一个唇裂患儿以后,再次生育时患唇裂的风险为4%;如果他们又生了第二个唇裂患儿,第三胎生育唇裂风险则上升到10%。说明这一对夫妇带有更多能导致唇裂的致病基因,他们虽然未发病,但他们的易患性更接近发病阈值,因而造成其一级亲属再发风险增高。这一点与单基因病遗传不相同,因为在单基因遗传病中的双亲基因组成已固定,并严格按孟德尔遗传规律遗传,故其后代患病概率不因为已生出几个患者而改变其原有的1/2或1/4发病风险。

3. **患者亲属再发风险与患者畸形或疾病严重程度有关**　多基因遗传病发病的遗传基础是微效基因,其有共显累加效应,故在多基因遗传病中如果患者病情严重,证明其易患性远远超过发病阈值而带有更多的易感性基因,与病情较轻的患者相比,其父母所带有的易感基因也多,易患性更接近阈值。因此,再次生育时其后代再发风险也相应增高。例如,一侧唇裂的患者,其同胞的再发风险为2.46%;一侧唇裂并腭裂的患者,其同胞的再发风险为4.21%;双侧唇裂加腭裂的患者,其同胞的再发风险为5.74%。这一点也不同于单基因遗传病。在单基因遗传病中,不论病情的轻重如何,一般不影响其再发风险率,仍为1/2或1/4。

4. **多基因遗传病的群体患病率存在性别差异时,亲属再发风险与性别有关**　在某种多基因遗传病的发病上存在性别差异时,表明不同性别的发病阈值是不同的。群体中患病率较低的但阈值较高的性别的先证者,其亲属再发风险相对增高;相反,群体中患病率相对高但阈值较低性别的先证者,其亲属再发风险相对较低,这种情况称为卡特效应(Carter effect)。例如,人群中先天幽门狭窄男性患病率为0.5%,女性患病率为0.1%,男性比女性患病率高5倍。则男性先证者后代中儿子患病率为5.5%,女儿的患病率是2.4%;而女性先证者后代中儿子患病率高达19.4%,女儿患病率达到7.3%。该结果说明,女性先证者比男性先证者带有更多的易感基因。

综上所述,在估计多基因遗传病再发风险时,必须全面考虑上述各种情况及有关资料进行具体分析,才能做出切合实际的结论。

三、英语词汇

qualitative character　质量性状
quantitative character　数量性状
liability　易患性
threshold　阈值
heritability　遗传度

minor gene　微效基因
polygenic inheritance　多基因遗传
polygene hypothesis　多基因假说
additive effect　积累效应
Falconer　福尔克纳

四、名词解释

1. 微效基因:人类的一些遗传性状或某些遗传病的遗传基础不是一对主基因,而是几对基因,每一对基因对遗传性状或遗传病形成的作用是微小的,故称为微效基因。
2. 质量性状:单基因遗传的性状或疾病的变异在群体中的分布是不连续的,可以明显地分为2~3群,称为质量性状。
3. 数量性状:多基因遗传的性状或疾病的变异在群体中的分布是连续的,不同个体间的差异只是量的变异,称为数量性状。数量性状的遗传基础是受多基因控制的,同时也受环境因素的影响。
4. 易患性:在多基因遗传病的发生中,遗传因素和环境因素共同作用决定一个个体患某种遗传病的可能性称为易患性。
5. 发病阈值:由易患性所导致的多基因遗传病发病的最低限度称为发病阈值。阈值代表在一定的环境条件下,发病所必需的最低的易感基因的数量。

五、问答题

1. 简述多基因遗传的特点。
   答:多基因遗传具有3个特点:
   (1) 两个极端变异的个体杂交后,子一代都是中间类型,也有一定的变异范围。
   (2) 两个子一代个体杂交后,子二代大部分也是中间类型,子二代将形成更广范围的变异。
   (3) 在随机杂交的群体中,变异范围广泛,大多数个体接近于中间类型,极端变异的个体很少。
2. 简述多因子假说的主要内容。
   答:(1) 数量性状的遗传基础不是一对等位基因,而是两对以上的等位基因,这些基因的遗传方式按照孟德尔遗传方式进行,彼此之间没有显隐性的区别,而是共显性,但每对基因对多基因性状形成的效应是微小的,称其为微效基因。
   (2) 微效基因对表型的影响微小,但有累加效应,即多个微效基因可通过累加作用形成一个明显的表型性状。
3. 比较质量性状和数量性状的不同点。
   答:质量性状是由一对基因控制,相对性状之间的差异明显,可将变异的个体明显区分为2~3个群,没有中间过渡类型,变异是不连续的。
   数量性状的遗传基础为两对以上的多对基因,变异在一个群体内是连续的,相对性状存在着一系列中间过渡类型,表现为由小到大的渐变,个体间仅存在有数量或程度上的不同,而无类型或本质的差别。
4. 估计多基因遗传病发病风险时,应综合考虑哪几方面的情况?
   答:(1) 复发风险与亲属级别的关系:一般来说,随着患者亲属级别的降低,发病风险会迅速降低。

（2）复发风险与家庭中患者人数的关系：如果一对夫妇生育了两个某种多基因病的患儿，那么这对夫妇再生一后代仍是患儿的风险高于只生育了一个患儿的夫妇。

（3）复发风险与病情严重程度的关系：一般来说，多基因病患者的病情越严重，则其亲属的发病风险越大。因为病情严重表明患者携带更多的易患性基因，其一级亲属的易患性也更接近阈值。

（4）复发风险与近亲婚配的关系：近亲婚配夫妇的后代中多基因病的发病风险将会增加，但不如常染色体隐性遗传病那样明显。

（5）复发风险与性别的关系。

六、填 空 题

1. 多基因遗传性状的遗传基础为多对基因，且其变异在一个群体是_____，称其为_____。

2. 数量性状的变异呈_____分布，即一个群体中的大部分个体的表现型都接近于_____，极端变异的个体很少。

3. 数量性状的遗传基础是两对以上的等位基因，这些基因的遗传方式按_____方式进行，彼此之间是_____，每对基因对多基因性状形成的效应是微小的，但多对基因具有_____效应，形成一个明显的表型性状。

4. 在多基因遗传中，两个极端变异的个体杂交后，子一代都是_____，由于不同环境因素对发育的影响，子一代也有一定的变异范围。

5. 在多基因遗传病中，当一个个体的易患性高达一定限度即阈值时，个体就患病，在一定的环境条件下，阈值代表着造成发病所需要的最低限度的_____。

6. 一个群体的易患性平均值的高低，可以由该群体的_____做出估计，易患性的高低衡量的尺度用正态分布的_____作单位。

7. 一种多基因遗传病如果遗传率为70%~80%，则表明_____在决定易患性上起主要作用，而_____的作用较小。

8. 先天性幽门狭窄的男性发病率是女性的5倍，所以该病男性患者的儿子发病风险比该病女性患者的儿子的发病风险_____。

9. 精神分裂症的群体发病率为1%，遗传度大于70%，现有一女性患者与正常男性婚配，估计婚后其子女的发病风险为_____%。

10. 一种多基因病的阈值与平均值相距愈近，其群体易患性的平均值愈_____，阈值愈_____，而群体发病率也愈_____。

11. 性状变异在群体中是不连续分布的称为_____，呈连续分布的称为_____。后者分布的曲线为_____。

12. 在多基因遗传病中，易患性的高低受_____和_____的双重影响。

13. 估计多基因遗传复发风险时，应用 Edward 公式的条件是：群体发病率为_____，遗传率为_____，公式中 f 与 p 的关系式为_____。

14. 多基因遗传病的再发风险与家庭中患者_____以及_____呈正相关。

七、是 非 题

1. 数量性状的变异受多对基因的控制,与环境因素无关( )
2. 阈值的本质可以看做是在一定环境条件下发病至少所需要的易患性基因数量( )
3. 某种多基因病的遗传度为80%,说明遗传因素在本病中的作用大( )
4. 精神分裂症的遗传度为80%,群体发病率为1%,则患者一级亲属发病率为10%( )

八、选 择 题

A 型题

1. 在一个随机杂交的群体中,由于基因遗传的变异范围广泛,大多数个体接近于中间类型,极端变异的个体很少,这些变异产生是由( )
   A. 多基因遗传基础和环境因素共同作用的结果
   B. 遗传基础的作用大小决定的
   C. 环境因素的作用大小决定的
   D. 多对基因的分离和自由组合的作用的结果
   E. 以上均不对

2. 多基因病的群体易患阈值与平均值距离越远,则( )
   A. 个体易患性平均值越高,群体发病率越高
   B. 个体易患性平均值越低,群体发病率越低
   C. 个体易患性平均值越高,群体发病率越低
   D. 个体易患性平均值越低,群体发病率越高
   E. 以上均不对

3. 有些多基因遗传病群体发病率有性别差异,发病率低的性别( )
   A. 阈值越高,其子女的复发风险相对较高
   B. 阈值越低,其子女的复发风险相对较低
   C. 阈值越高,其子女的复发风险相对较低
   D. 阈值越低,其子女的复发风险相对较高
   E. 以上均不对

4. 一种多基因遗传病的复发风险与( )
   A. 该病的遗传率大小有关,而与一般群体的发病率的大小无关
   B. 一般群体的发病率大小有关,而与该病的遗传率大小无关
   C. 该病的遗传率和一般群体的发病率的大小有关
   D. 该病的遗传率和一般群体的发病率的大小无关
   E. 以上都不对

5. 在多基因遗传病中,利用 Edward 公式估算患者一级亲属的发病风险时,必须注意公式应

用的条件是( )
  A. 群体发病率 0.1%~1%,遗传率为 70%~80%
  B. 群体发病率 70%~80%,遗传率为 0.1%~1%
  C. 群体发病率 1%~10%,遗传率为 70%~80%
  D. 群体发病率 70%~80%,遗传率为 1%~10%
  E. 群体发病率 0.1%~1%,遗传率为 1%~10%

6. 把群体某数量性状变异的分布绘成曲线可以看到( )
  A. 曲线存在两个峰 B. 曲线存在一个或两个峰 C. 曲线只有一个峰
  D. 曲线存在两个或三个峰 E. 曲线存在三个峰

7. 在多基因遗传中,两个极端变异的个体杂交后( )
  A. 子一代都是中间类型
  B. 子一代会出现少数极端变异个体
  C. 子一代变异范围很广
  D. 子一代都是中间类型,但也存在一定范围的变异
  E. 子一代由于基因的自由组合,存在一定范围的变异

8. 一种多基因遗传病的群体易患性平均值与阈值相距愈近( )
  A. 群体易患性平均值愈高,群体发病率也愈高
  B. 群体易患性平均值越低,群体发病率也越低
  C. 群体易患性平均值愈高,群体发病率越低
  D. 群体易患性平均值低,群体发病率迅速降低
  E. 群体易患性平均值愈低,群体发病率越高

9. 下列疾病中不属于多基因遗传病的是( )
  A. 精神分裂症 B. 糖尿病 C. 先天性幽门狭窄
  D. 软骨发育不全 E. 唇裂

10. 下列不符合数量性状的变异特点的是( )
  A. 一对性状存在着一系列中间过渡类型
  B. 在一个群体中是连续的 C. 一对性状间差异明显
  D. 分布近似于正态曲线 E. 以上均不对

B 型题

  A. 1/10 000 B. 1/4 C. 1/1000
  D. 1%~10% E. 0.1%~1%

1. 多基因遗传病患者同胞中的发病率一般为( )
2. 应用 Edward 公式估计多基因遗传开门见山复发风险,要求群体发病率为( )

  A. 阈值低 B. 群体易患性平均值高 C. 发病风险高
  D. 遗传率高 E. 群体发病率低

3. 群体易患性平均值与阈值相距较远( )

4. 在多基因遗传病中,发病率如有性别差异,则发病率高的性别( )
5. 某种多基因遗传病男性发病率高于女性发病率,女性患者生育的后代( )

九、参 考 答 案

填空题

1. 连续的,数量性状 2. 正态,平均值 3. 孟德尔遗传,共显性,累加 4. 中间类型
5. 该病致病基因的数量 6. 发病率,标准差 7. 遗传基础,环境因素 8. 低 9. 10%
10. 高,低,高 11. 质量性状,数量性状,正态分布曲线 12. 遗传基础,环境因素
13. 0.1%~1%,70%~80%,$f=\sqrt{p}$ 14. 人数,病情

是非题

1. F 2. T 3. F 4. T

选择题

A 型题

1. A 2. B 3. A 4. C 5. A   6. C 7. D 8. A 9. D 10. C

B 型题

1. D 2. E 3. E 4. A 5. C

第七章 肿瘤与遗传

一、本章学习目标

学习肿瘤的发生、发展和转移等事件与遗传因素(染色体、癌基因、抑癌基因等)之间的关系。
1. 掌握癌家族、家族性癌的基本概念和特点。
2. 掌握肿瘤的染色体畸变、干系、旁系、众数、肿瘤标志染色体。
3. 掌握癌基因和肿瘤抑制基因的概念。
4. 熟悉几种常见遗传性肿瘤和染色体不稳定综合征。
5. 熟悉原癌基因的激活机制。
6. 了解单克隆起源学说、两次突变学说、多步骤遗传损伤学说。

二、学习重点内容

(一) 肿瘤发生中的遗传因素

双生子调查、系谱分析、遗传流行病学和染色体分析都已证实肿瘤的发生具有明显的遗传基础,它们有的呈单基因遗传;有的呈多基因遗传;有的与染色体畸变有关,有的构成了遗传综合征的一部分。

1. 肿瘤的家族聚集现象

(1) 癌家族(cancer family):是指一个家系中恶性肿瘤的发病率高(约20%),发病年龄较早,通常按常染色体显性方式遗传。

(2) 家族性癌(familial carcinoma):是指一个家族内多个成员患同一类型的肿瘤,这种肿瘤就成为这个家族的家族性癌。例如,12%~25%的结肠癌患者有肠癌家族史。许多常见肿瘤(如乳腺癌、肠癌、胃癌等)通常是散发的,但一部分患者有明显的家族史。此外,患者的一级亲属中发病率通常高于一般人群3~4倍。这类癌的遗传方式虽然还不很清楚,但表明一些肿瘤家族聚集现象,或家族成员对这些肿瘤的易感性增高。

2. 遗传性肿瘤 一些恶性肿瘤是按孟德尔方式遗传的,既为单基因遗传的肿瘤,并且通常以AD遗传方式遗传,称为遗传性肿瘤(hereditary tumor)。特点:①可分为遗传性(有家族史)和非遗传性(散发型);②遗传性均成显性遗传;③遗传性的发病年龄早于非遗传性;④遗传性多为双侧型或多发性。

(1) 视网膜母细胞瘤(retinoblastoma):为眼球视网膜的恶性肿瘤,多见于幼儿,大部分患者(70%)2岁前就诊,发病率为1:15 000~28 000。肿瘤的恶性程度很高,可随血循环转移,也能直接侵入颅内。

(2) 神经母细胞瘤(neuroblastoma):也是一种常见于儿童的恶性胚胎瘤,起源于神经嵴,活婴中的发病率为 1∶10 000。神经母细胞瘤为常染色体显性遗传性肿瘤。有的神经母细胞瘤还合并有来源于神经嵴的其他肿瘤,如多发性神经纤维瘤、节神经瘤、嗜铬细胞瘤等。

(3) Wilms 瘤:即肾母细胞瘤(nephroblastoma)是一种婴幼儿肾的恶性胚胎性肿瘤,约占全部肾肿瘤的 6%,活婴中的发病率约为 1∶10 000,3/4 的肿瘤均在 4 岁以前发病。也可分为遗传型(38%)和非遗传型(62%),前者双侧性肿瘤较多,发病年龄较早,呈常染色体显性遗传,有明显的家族聚集现象。患者可伴有无虹膜症、半侧肥大、假两性同体以及智力低下等。

一些易患 Wilms 瘤的无虹膜症患者有 11 号染色体短臂 1 区(11p13)缺失,而在 Wilms 瘤细胞中也曾发现 11p13 的缺失。现在认为 11p13 和 11p15 上有 2 个与肿瘤有关的基因,它们的异常都可能与 Wilms 瘤的发生有关。

3. **染色体不稳定综合征**　有一些隐性遗传病患者除易患肿瘤外,同时还有全身染色体容易断裂或对紫外线特别敏感的特点,这表明肿瘤与染色体不稳定之间有某种联系,这一类疾病称为染色体不稳定综合征,现择要介绍几种。

(1) 共济失调性毛细血管扩张症(ataxia telangiectasia,AT):是一种罕见的 AR 遗传病,发病率为 1/40 000~1/100 000。其主要的临床表现是进行性小脑共济失调,肺部反复感染,以及眼和面部皮肤的毛细血管扩张。

(2) Bloom 综合征(Bloom syndrome,BS):由 Bloom 首先报道,患者常见的临床表现包括身材矮小,慢性感染,免疫功能缺陷,日光敏感性面部红斑和轻度颜面部畸形,且多在 30 岁前发生各种肿瘤和白血病。

(3) 着色性干皮病(xeroderma pigmentosum,XP):是一种罕见的、致死性 AR 遗传病,发病率为 1/250 000。XP 的主要临床特点为早发的起源于皮肤上皮鳞状细胞或基底细胞的皮肤癌,此外还包括性发育不良、生长迟缓、伴智力低下的神经异常、小头和神经性耳聋。由于核苷酸切除修复途径缺陷,XP 细胞对 UV 辐射高度敏感。

(4) Fanconi 贫血症(Fanconi anemia,FA):相当罕见,属于 AR 遗传病,全世界大约有 1/350 000 人发病。主要表现为各类起源于骨髓细胞的血细胞发育受阻(全血细胞减少症)。主要的身体和发育异常有:骨骼畸形、脑损伤、心脏和胃肠道缺陷。儿童期癌症发生危险性也增高,尤其是急性白血病。在培养的 FA 细胞中普遍存在染色体不稳定,包括染色体断裂等。

4. **染色体异常疾病**　Down 综合征患者急性白血病的发病率比正常人群高 15~18 倍。这两种疾病可能有共同的发病机制,即细胞分裂机制的紊乱。此外,Klinefelter 综合征患者易患男性乳腺癌;一些两性同体患者中(主要是表型女性而有 XY 核型者),由发育不全的性腺(睾丸的残留组织)也易发生精原细胞瘤和性母细胞瘤。

5. **原发性免疫缺陷病**　机体正常的免疫监视(immuune surveillance)系统不仅能抵御外来抗原的侵入,同时也能识别成为"异己"的突变细胞并加以排斥,免疫缺陷能使突变细胞得以逃脱这种监视而发展成为肿瘤。许多免疫缺陷患者都有易患肿瘤的倾向,例如,无丙球蛋白血症(Bruton 型)患者易患白血病和淋巴系统肿瘤等。

(二) 肿瘤与染色体畸变

一个肿瘤的瘤细胞染色体常有许多共同的异常,这可以用它们都来源于一个共同的突变细胞,即肿瘤发生单克隆学说来解释。但是癌细胞群体又受内外环境的影响而处于不断变异之中,因此这些细胞的核型常常不完全相同,而且在同一肿瘤的发展过程中,核型也可以不演变。

1. 定义

(1) 干系(stem line):一些染色体畸变致死性的,而另一些畸变却能使细胞获得生长优势,因之肿瘤细胞群体经常处于选择和演变之中。肿瘤细胞群通过淘汰和生长优势,逐渐形成占主导地位的细胞群体,即干系(stem line)。

(2) 众数(modal number):干系的染色体数称为众数(modal number)。

(3) 旁系(side line):干系以外的非主导细胞系,称为旁系(side line)。然而由于条件改变,旁系可以发展为干系。有的肿瘤没有明显的干系,有的则可以有两个或两个以上的干系。

2. 肿瘤染色体的数目畸变　正常人体细胞为二倍体细胞,肿瘤细胞多数为非整倍体。非整倍体有两种情况:①染色体虽然不是在46条但在46条上下,比46条多的称超二倍体(hyperdiploid),比46条少的称亚二倍体(hypodiploid)。②染色体数成倍地增加(3倍、4倍)称为高异倍性,但通常不是完整的倍数,故称为高异倍性(hyperaneuploid)。许多实体肿瘤染色体数或者在二倍体数上下,或在3~4倍数之间,而癌性胸腹水的染色体数变化更大。

3. 肿瘤染色体的结构畸变　在多数肿瘤中发现有染色体结构异常,包括易位、缺失、重复、环状染色体和双着丝粒染色体等。

(1) 标志染色体(marker chromosome):肿瘤细胞内结构异常的染色体称为标志染色体(marker chromosome)。标志染色体分为两种:

1) 非特异标志染色体:只见于少数肿瘤细胞,对整个肿瘤来说不具有代表性;

2) 特异标志染色体:经常出现在某一类肿瘤,对该肿瘤具有代表性的结构异常。

(2) Ph染色体(费城1号染色体):Nowell及Hungerford于1960年发现慢性粒细胞性白血病(CML)血中有一个小于G组的染色体,由于首先在美国费城(Philadelphia)发现,故命名为Ph染色体。最初认为是22号染色体的长臂缺失所致,后经显带证明是9号和22号染色体长臂易位的结果。易位使9号染色体长臂(9q34)上的原癌基因 *abl* 和22号染色体(22q11)上的 *bcr* (break point cluster region)基因重新组合成融合基因。后者具有增高了的酪氨酸激酶活性,这是慢性粒细胞性白血病的发病原因。

Ph的重要临床意义在于:大约95%的慢性粒细胞性白血病病例都是Ph阳性,因此,它可以作为诊断的依据,也可以用以区别临床上相似,但Ph为阴性的其他血液病(如骨髓纤维化等)。有时Ph染色体于临床症状出现,故又可用于早期诊断。此外,已知Ph阴性的慢性粒细胞性白血病患者对治疗反应差,预后不佳。

(3) 14q+染色体:在90%的Burkitt淋巴瘤(非洲儿童恶性淋巴瘤)病例中可以见到一个长臂增长的14号染色体(14q+)。这是一条8号染色体长臂末端的一段(8q24)易位到了14号长臂末端(14q32),形成了8q-和14q+两个异常染色体。

除了上述两个高度特异性标志染色体外,其他尚有:脑膜瘤时的 22 号染色体长臂缺失(22q-)或整个 22 号染色体丢失(-22);少数视网膜母细胞瘤患者的 13 号染色体长臂缺失(13q-)等。另有一些标志染色体和染色体结构异常不是某一肿瘤所特有,例如巨大亚中着丝粒染色体、巨大近端着丝粒染色体、双微体、染色体粉碎等。

(三) 肿瘤发病的遗传机制

1. **癌基因** 基因的改变是肿瘤起源与发展的分子基础。能够使细胞发生癌变的基因统称为癌基因(oncogene)。他们原是正常细胞中的一些基因,是细胞生长发育所必需的。一旦这些基因在表达时间、表达部位、表达数量及表达产物结构等方面发生了异常,就可以导致细胞无限增殖并出现恶性转化。

人类癌基因往往与从致癌的 RNA 病毒中分离出的病毒癌基因(viral oncogene, v-onc)有一定的关联。

细胞中正常的原癌基因又被称为细胞癌基因(cellular oncogene, c-onc)。它们在进化上有高度的保守性。例如,原癌基因 H-ras 和其对应的蛋白质在酵母和人等生物体中均有发现,表明其蛋白对维持基本的生命活动是必不可少的。研究已经表明,原癌基因的蛋白产物在信号转导和细胞生长、增殖、分化的调控方面起重要作用,当这些调节或转导发生改变时,细胞即可能发生恶性转化。

细胞癌基因按照其功能不同可以分为:①蛋白激酶类;②信号传递蛋白类;③生长因子类;④核内转录因子类。

2. **原癌基因的激活** 细胞中原癌基因可以通过一些机制而被激活,出现基因表达或过表达,从而使细胞癌变。不同的癌基因其激活的机制与途径不同,一般分为四类。

(1) 点突变:原癌基因中由于单个碱基突变而改变编码蛋白的功能,或使基因激活并出现功能变异。原癌基因点突变是癌的早期变化,它具有明显的始动作用。早期的一个重要发现是对从膀胱癌细胞系的 ras 癌基因的分析得来的:癌基因与对应的原癌基因仅有一个碱基的差异,即第 12 位密码子 GGC 突变为 GTC,使甘氨酸变为缬氨酸,这种肿瘤体细胞中的点突变便产生了能刺激细胞发生转化的异常蛋白。癌基因在细胞水平呈显性,一个等位基因的突变足以使正常细胞发生恶变。Ras 蛋白是一个位于细胞膜内部,存在于细胞膜上的信号转导蛋白。当它被细胞外因子激活时,便会从 GDP 状态变为有活性的 GTP 状态,产生刺激细胞生长的信号。而突变的 Ras 蛋白始终处于被激活的 GTP 活性状态。现已在许多肿瘤中发现了 ras 基因的点突变。

(2) 染色体易位:由于染色体断裂与重排导致细胞癌基因在染色体上的位置发生改变,使原来无活性或低表达的癌基因易位至一个强大的启动子、增强子或转录调节元件附近,或由于易位而改变了基因的结构并与其他高表达的基因形成所谓的融合基因(fusional gene),进而控制癌基因的正常调控机制的作用减弱,并使其激活及具有恶性转化的功能。

在慢性粒细胞白血病中,可在造血干细胞中观察到第 9 号染色体与第 22 号染色体的易位,结果第 22 号染色体上的原癌基因 abl 易位到 9 号染色体的 bcr(Breakpoint Cluster Region)基因处,bcr DNA 序列与 abl 序列相连表达形成一个嵌合蛋白,它比正常的 abl 蛋白要长,但酪氨酸激酶活性增强。

在 Burkitt 淋巴瘤的 t(8;14)易位中,*c-myc* 癌基因由第 8 号染色体易位到第 14 号染色体的 Ig 重链基因附近,易位使 *c-myc* 置于 Ig 的 H 链基因活跃的启动子控制之下。因而易位的 *c-myc* 基因转录活性明显增高,增多的 MYC 蛋白使一些控制生长的基因激活,最终导致细胞恶变。

(3) 癌基因扩增:在肿瘤细胞尤其是神经系统肿瘤中经常可以看到基因扩增(gene amplification)现象。扩增的 DNA 片段在细胞遗传学上往往以两种方式存在而可以检测到,即均染区(homogeneously staining regions,HSRs)和双微体(double minutes,DM)。前者是在染色体的某一位置上可以看到的串联扩增现象,后者则是一个独立存在的小染色体。在神经母细胞瘤的染色体显带中,可以看到一个比正常染色体加长的不显带的均匀染色区。均染区及双微体是如何及为何产生的还不大清楚,研究发现被扩增的区域包括原癌基因的过量拷贝,如在 40%的神经母细胞瘤细胞中,*c-myc* 原癌基因被扩增了 200 倍以上。这种基因扩增被认为可产生原癌基因的过量表达。

(4) 启动子插入:原癌基因附近一旦被插入一个强大的启动子,如反转录病毒基因组中的长末端重复序列(long terminal repeat sequence,LTR),也可被激活。

3. 肿瘤抑制基因　肿瘤抑制基因也称抑癌基因或隐性癌基因(recessive oncogene)。正常细胞中的抑制肿瘤发生的基因,称为肿瘤抑制基因(tumor suppressor gene,TSG)。例如 *p53*、*RB* 等;*nm23* 是从黑色素瘤细胞中克隆到的肿瘤转移抑制基因。许多人类遗传性肿瘤综合征常常伴有肿瘤抑制基因的缺失或失活。

如:视网膜母细胞瘤的 *RB1* 基因。*p53* 和 *RB1* 都是一类细胞周期的调控因子。

p53 基因定位于 17p13.1,其编码的蛋白质含 375 个氨基酸残基,N 端第 73 个氨基酸残基为调控活性区域,其中含与 mdm-2 细胞周期蛋白结合的区域,*p53* 基因受 *mdm-2* 基因编码蛋白的调控,缺失 *p53* 功能的肿瘤组织有高表达的 *mdm-2* 基因。另外还有一些与 *p53* 相关的基因在人类肿瘤细胞中也发生突变,Cipl 蛋白的合成受 *p53* 的控制,肿瘤组织也发现它的突变,*p16* 基因也有突变发生。所以许多人类肿瘤有控制细胞周期(即起负调作用)的基因的突变,如 *RB1*、*p53*、*mdm-2*、*Cipl*、*p16* 和 *cyclinD*。因此,细胞周期控制因子的失活对肿瘤的发生是很重要的。

nm23 基因是 1988 年由 Steeg 首先从黑色素瘤 K-1735 细胞系中通过削减杂交(subtractive hybridization)方法克隆到的能抑制癌细胞转移的基因。*nm23* 基因编码由 153 个氨基酸残基组成的分子质量为 17000 的蛋白质。*nm23* 基因家族中有两个成员:*nm23*H1 和 *nm23*H2,均定位于 17q21.3,二者有高度的同源性。*nm23* 蛋白具有核苷二磷酸激酶的活性,还有嘌呤结合功能。*nm23* 基因是一种肿瘤转移抑制基因(tumor metastasis suppressor gene),表达水平在低转移性肿瘤中明显低于高转移性肿瘤。将 *nm23* 基因转染到高转移肿瘤细胞中,可使癌细胞转移潜能下降。目前发现 *nm23* 基因参与乳腺癌、肺癌等多种恶性肿瘤的转移过程。

4. 肿瘤转移基因与转移抑制基因　恶性肿瘤的转移是一个复杂的过程,包括瘤细胞由原发肿瘤脱落,进入细胞外基质和血管或淋巴管,并在远处适宜的组织中生长。近年来的研究发现,存在着促进转移的转移基因(metastatic genes)和抑制转移的基因(metastasis suppressor genes)。

（1）转移基因：一些编码细胞表面受体的基因可能和瘤细胞的转移有关。例如整合素（integrins）是一类细胞表面黏合受体，能识别细胞基质中的黏附蛋白，起着固定细胞抑制其迁移的作用。可以设想，这些受体基因的突变和失去功能将有利于瘤细胞的转移。

（2）转移抑制基因：一些基因编码的蛋白酶能够直接或间接地抑制具有促进转移的蛋白。例如金属蛋白组织抑制因子基因（TIMP）编码一种糖蛋白，能与转移密切有关的胶原酶结合，降低瘤细胞的侵袭和转移能力。

在人和小鼠中已发现 nm23 基因的表达与乳腺癌等肿瘤的转移密切相关。

5. 体细胞突变（somatic cell mutation）：是导致细胞恶性转化的主要原因。

（1）单克隆学说（clonal theory）：肿瘤细胞是由单个突变细胞增殖而成的，也就是说肿瘤是突变细胞的单克隆增殖细胞群，这称为肿瘤的单克隆学说。肿瘤病人的所有肿瘤细胞都起源于一个前提细胞。致癌因子引起体细胞基因突变，使正常体细胞转化为前癌细胞，然后在一些促癌因素作用下，发展成为肿瘤细胞。按照这个学说的观点，肿瘤细胞是由单个突变细胞增殖而成的，也就是说肿瘤是突变细胞的单克隆增殖细胞群，这称为肿瘤的单克隆学说。

（2）二次突变学说（two mutation theory）：人体内的每一细胞都必须经过两次或两次以上的突变才能形成癌细胞。第一次突变可能发生在生殖细胞或亲代遗传而来，第二次突变则发生在体细胞中，两次突变的作用累积起来使细胞癌变；而对于散发性的肿瘤来说，两次突变都发生在体细胞中。

（3）多步骤遗传损伤学说（multistep carcinogenesis theory）：癌的发生是一个涉及癌基因、抑癌基因的复杂的多步过程。一个正常活细胞在恶性转化过程中，经过不同方式的改变，导致细胞癌基因的激活和抑癌基因的失活，这些过程先后作用于同一细胞，（在空间位置上也有一定的配合）方可导致恶性转化。

三、英语词汇

stemline　干系
sideline　旁系
model number　众数
marker chromosome　标志染色体
oncogene　癌基因

tumor suppressor gene　肿瘤抑制基因
somatic cell mutation　体细胞突变
two mutation theory　二次突变学说
cancer family　癌家族
familial carcinoma　家族性癌

四、名词解释

1. 癌家族：是指一个家系中恶性肿瘤的发病率高（约20%），发病年龄较早，通常按常染色体显性方式遗传。
2. 家族性癌：是指一个家族内多个成员患同一类型的肿瘤，这种肿瘤就成为这个家族的家族性癌。
3. 干系：在一个恶性肿瘤细胞中占主导地位的细胞系称为该肿瘤的干系。

4. 众数：干系的染色体数称为众数。
5. 特异性标志染色体：是指某种染色体畸变经常出现在某一类肿瘤，对该肿瘤具有代表性。
6. 癌基因：是指能够使细胞发生癌变的基因统称为癌基因(oncogene)。例如 *c-mys*，*H-ras*。
7. 原癌基因：是指存在于人体细胞内的正常基因，它的激活可以导致细胞的恶性转化。
8. 肿瘤抑制基因：正常细胞中能抑制肿瘤发生的基因，称为肿瘤抑制基因。例如 *p53*、*RB*、*nm23* 等。
9. 单克隆学说：肿瘤细胞是由单个突变细胞增殖而成的，也就是说肿瘤是突变细胞的单克隆增殖细胞群，这称为肿瘤的单克隆学说。
10. 二次突变学说：人体内的每一细胞都必须经过两次或两次以上的突变才能形成癌细胞。第一次突变可能发生在生殖细胞或亲代遗传而来，第二次突变则发生在体细胞中。

五、问 答 题

1. 举例说明肿瘤发生与遗传因素关系。

答：某些肿瘤在不同人群中的发病率高低不同。如中国人的鼻咽癌居世界各民族的首位，发病率比印度高 30 倍，比日本人高 60 倍，而且发病率不会因中国人移到其他国家而降低。肿瘤发病率具有种族差异的本质是种族间存在的遗传因素的差异。这个例子说明，肿瘤发生与遗传因素有关。

2. 举例说明肿瘤的遗传易感性。

答：肿瘤的遗传易感性是指在一定内、外环境因素的影响下，由遗传基础决定的个体易患某种恶性肿瘤的倾向。例如食管癌高发地区，致癌物甲基苄基亚硝胺在地下水和食物中的含量较高，这可能是食管癌高发区的环境因素。但是遗传易感性在食管癌的发生中也有重要的作用，如山西阳城食管癌高发地区的患者集中在全县 8.19% 的家族中，其中 42 个家族有多例患者，而且连续二、三代发病，以上资料表明，在肿瘤的阳性家族中，遗传易感性高是导致其易患肿瘤的又一原因。

3. 简述原癌基因激活的机制。

答：原癌基因的激活机制归纳为如下几点：

（1）点突变：原癌基因受到射线、化学致癌物等的诱导后发生微小的变化即点突变，其可成为有活性的癌基因，产生异常的基因产物，导致细胞恶性转化。

（2）原癌基因的扩增：原癌基因的大量扩增，其直接后果就是这些原癌基因的过量表达，这会导致肿瘤的发生。

（3）启动子插入：当一个很强的启动子插入到细胞的原癌基因附近，可使该原癌基因表达增加，促使细胞恶性转化，例如 *c-myc* 基因的激活。

（4）染色体易位：由于染色体易位造成某些基因转位，使原来无活性的原癌基因转移至某些较强的启动子或增强子附近而被活化，以致原癌基因表达增强，导致肿瘤发生。例如，慢性粒细胞性白血病，Burkitt 肿瘤。

4. 简述肿瘤的单克隆起源学说。

答：肿瘤的单克隆起源学说认为肿瘤来源于一个体细胞突变，突变细胞经过有丝分裂形成一个克隆细胞群,但在该克隆会分化产生多个不同的细胞系,不同细胞系生存能力不同,经过生存竞争逐步深化,生存能力最强的细胞克隆存活下来,主导肿瘤的生长。

5. 肿瘤的多步骤损伤学说。

答:该学说认为,单一活化的癌基因不足以使细胞恶变,至少需要两种功能完全不同的癌基因先后表达协同作用,才能使正常细胞发生癌变,一般认为多步骤打击包括原癌基因显性激活、抑癌基因隐性丢失、环境因子等等一系列打击,才能最终引发癌变。

6. 试述原癌基因与抑癌基因的主要区别。

答:

种类内容	原癌基因	抑癌基因
基因功能	促进细胞正常生长、增殖	抑制细胞生长,促进细胞分化
遗传损伤	点突变,基因重组,基因扩增	点突变,等位基因丢失
致癌方式	显性突变杂合子致癌	隐性突变纯合子或半合子致癌
遗传方式	体细胞突变,不可遗传	可遗传,构成遗传易感性
常见病例	白血病,淋巴病	实体瘤

六、填空题

1. 某些肿瘤在不同人群中的发病率不同,这种现象说明肿瘤的发病率存在着_____。
2. 环境因素是肿瘤发生的重要因素,此外,肿瘤的发生与_____密切相关。
3. 一个家系中恶性肿瘤发病率高(约20%)、发病年龄早、呈常染色体显性遗传,这种家族称为_____。
4. 一个家族中多个成员患同一类型的肿瘤,则称为_____。
5. 遗传性恶性肿瘤通常以常染色体_____遗传方式遗传。其发病年龄较_____,多为_____发病。
6. 在一个恶性肿瘤的细胞群中占主导地位的细胞系称为_____。此外,还存在非主导细胞系,称为_____。
7. 某人类恶性肿瘤细胞染色体数为63条,称为_____。
8. 肿瘤细胞内结构异常的染色体称为_____。其可分为_____和_____两类。
9. 约95%的慢性粒细胞性白血病患者具有_____特异性标志染色体,可作为白血病诊断依据之一。
10. 原癌基因激活后形成_____。

七、是非题

1. 肿瘤的发生涉及许多基因和环境因子。(　　)
2. 癌基因与抑癌基因在致癌方式上不同,前者是显性致癌,后者是隐性致癌。(　　)
3. 标志染色体是恶性肿瘤的特点之一,分为特异性标志染色体和非特异性标志染色体两

种。（　）
4. 细胞中正常的原癌基因又称为细胞癌基因,它们在进化上高度保守性。原癌基因在体内无重要作用。（　）
5. 遗传性视网膜母细胞瘤为单基因遗传病,散发性视网膜母细胞瘤发病年龄较晚,而且为单侧性,与遗传的关系不大。（　）
6. 某些遗传性缺陷或疾病具有易患肿瘤的倾向,称为肿瘤的遗传易感性。（　）
7. 双生子法调查、系谱分析和染色体分析都证实肿瘤发生具有明显的遗传基础。（　）
8. 当一对抗癌基因成为隐性纯合体时,细胞就会癌变。（　）
9. 根据二次突变学说,第二次突变发生在生殖细胞。（　）
10. 能引起细胞恶性转化的核苷酸序列称为抗癌基因。（　）

八、选择题

A 型题

1. 以下哪种肿瘤为遗传性肿瘤（　）
   A. 食管癌　　　　　B. 乳腺癌　　　　　C. 肺癌
   D. 肾母细胞瘤　　　E. 以上都不是
2. PH 染色体是以下哪种肿瘤的特异性标志染色体（　）
   A. BWK 淋巴瘤　　　B. 染色体病　　　　C. 慢性粒细胞性白血病
   D. 结肠癌　　　　　E. 以上都不是
3. 以下哪种基因是癌基因（　）
   A. *RB* 基因　　　　B. *p53* 基因　　　　C. *APC* 基因
   D. *H-RAS* 基因　　 E. 以上都不是
4. 以下哪种肿瘤以显性方式遗传（　）
   A. Bloom 综合征
   B. 着色性干皮病
   C. 先天性全血细胞减少症
   D. 视网膜母细胞瘤
   E. 以上都不是
5. 关于 Ph 染色体正确的描述为（　）
   A. 由于 8 号和 14 号相互易位产生　　B. 由于 9 号和 22 号相互易位产生
   C. 由于 9 号缺失产生　　　　　　　　D. 由于 22 号缺失产生
   E. 以上都不是
6. 癌基因以哪种方式致癌（　）
   A. 显性　　　　　　B. 隐性　　　　　　C. 共显性
   D. 不规则显性　　　E. 以上都不是
7. 以下哪种肿瘤的发生是两次突变说的最好依据（　）
   A. 视网膜母细胞瘤　B. 鼻咽癌　　　　　C. 皮肤癌

D. 乳腺癌　　　　　　　　　　E. 以上都不是

8. 以下哪个基因是抑癌基因( )
   A. *p53* 基因　　　　　　B. *α* 基因　　　　　　C. *β* 基因
   D. *FMR*-1 基因　　　　　E. 以上都不是

9. 癌家族一般呈( )
   A. 常染色体隐性遗传　　　B. 常染色体显性遗传　　C. 性连锁遗传
   D. 多基因遗传　　　　　　E. 体细胞遗传

10. 家族性癌的特点是( )
    A. 一个家族中癌症患者超过2人　　　B. 一个家族中存在许多类型肿瘤
    C. 一个家族中多个成员患同一类型肿瘤　D. 一个成员患许多种癌
    E. 以上都不是

11. 遗传性肿瘤一般以何种方式遗传( )
    A. AD　　　　　　　　　B. AR　　　　　　　　　C. XD
    D. XR　　　　　　　　　E. 以上都不是

12. 以下哪种说法是正确的( )
    A. 一个肿瘤只能有一个干系　　　B. 一个肿瘤一般不存在干系
    C. 一个肿瘤可以有一个干系或几个干系,也可以没有干系
    D. 一个肿瘤的干系是维持不变的　　E. 以上都不是

13. 发生的二次突变学说中,第二次突变发生在( )
    A. 体细胞　　　　　　　　B. 卵子　　　　　　　　C. 原癌细胞
    D. 癌细胞　　　　　　　　E. 精子

14. Burkitt 淋巴瘤的特异性标志染色体是( )
    A. Ph 小体　　　　　　　B. 13q 缺失　　　　　　C. 8、14 易位
    D. 11p 缺失　　　　　　　E. 11q 缺失

15. 在某种肿瘤中,如果某种肿瘤细胞系生长占优势或细胞百分数占多数,此细胞系就称为该肿瘤的( )
    A. 干系　　　　　　　　　B. 旁系　　　　　　　　C. 众数
    D. 标志细胞系　　　　　　E. 非标志细胞系

16. 以下哪种不属于非特异性标志染色体( )
    A. 双微体　　　　　　　　　　　　　B. 巨大染色体
    C. 巨大近端着丝粒标志染色体　　　　D. 14q+染色体
    E. 以上都不是

17. 以下哪种肿瘤一般不符合孟德尔规律( )
    A. 胃癌　　　　　　　　　　　　　　B. 神经母细胞瘤
    C. 共济失调性毛细血管扩张症　　　　D. 结肠腺癌
    E. 以上都不是

18. 以下哪个基因不是肿瘤抑制基因( )
    A. *RB* 基因　　　　　　B. *p53* 基因　　　　　C. *APC* 基因

D. *H-RAS* 基因　　　　　E. 以上都不是
19. 以下哪种描述不正确(　　)
    A. 同一肿瘤常常有一个或几个干系
    B. 干系是占主导地位的细胞系
    C. 旁系是占主导地位的细胞系
    D. 干系和旁系在一定条件下相互转化
    E. 以上都不对
20. 以下哪种关于癌家族的描述不正确(　　)
    A. 发病率约为20%　　　B. 发病年龄早　　　　C. 单侧发病
    D. 呈常染色体显性遗传　E. 以上都不是

B 型题

A. 肝癌　　　　　　　B. 视网膜母细胞瘤　　　C. 布鲁姆综合征
D. 糖尿病　　　　　　E. 以上都不是

1. 以上哪种病是家族性癌(　　)
2. 以上哪种病属遗传性肿瘤(　　)
3. 以上哪种病属染色体不稳定综合征(　　)
4. 以上哪种病不是体细胞遗传病(　　)
5. 以上哪种病以常染色体隐性方式遗传(　　)

九、参 考 答 案

填空题

1. 种族差异　2. 遗传因素　3. 癌家族　4. 家族性癌　5. 显性,早,多发性瘤灶或双侧
6. 干系,旁系　7. 亚三倍体　8. 标志染色体,特异性标志染色体,非特异性标志染色体
9. Ph(ph1)　10. 癌基因

是非题

1. T　2. T　3. F　4. F　5. F　　6. T　7. T　8. T　9. F　10. F

选择题

A 型题

1. D　2. C　3. D　4. D　5. B　　6. A　7. A　8. A　9. B　10. C
11. A　12. C　13. A　14. C　15. A　　16. D　17. E　18. D　19. C　20. E

B 型题

1. A　2. B　3. C　4. D　5. C

第八章 遗传病的诊断

一、本章学习目标

学习遗传病诊断的常规步骤和手段,并加深对遗传病基因诊断的了解。

1. 掌握系谱分析、产前诊断、基因诊断的概念。
2. 掌握遗传病诊断的主要方法,尤其是实验室检查的主要方法及染色体检查的适应证。
3. 了解基因诊断的常用方法和基本原理。
4. 熟悉产前诊断的常用方法和产前诊断的适应证。

二、学习重点内容

遗传病的诊断(diagnosis of hereditary disease)可分为产前诊断、症状前诊断和现症病人诊断3种类型。遗传病的确诊是开展遗传咨询和防治工作的基础。遗传病诊断方法有普遍性诊断原则,又有遗传学的特殊诊断手段。普遍性诊断原则是与诊断一般疾病相同的方法,即通过对病史、症状、体征、实验室检查和其他诊断技术所获得的资料进行归纳分析,同时排除拟诊疾病,然后确立诊断。

(一) 遗传病的常规诊断方法和手段

1. 症状的了解和临床体征检查

(1) 病史采集:对于遗传性疾病来说病史的采集比其他疾病更重要,因为遗传性疾病的家族聚集性和其传递的规律性决定了病史采集可能会获得更有用的信息,对后续的分析工作可能会有很大的帮助。病史采集的关键是材料的真实性和完整性。病史采集主要通过采集对象的描述和有关个体的病案查询。实践中还应注意不同个体描述是否可以相互印证,以确定资料的可信度。对于发病原因、过程、时间、地点、治疗情况等也应详细记录。除一般病史外,应着重患者的家族史、婚姻史和生育史。

1) 家族史:采集家族史时应特别注意因患者和代诉人由于文化程度、记忆能力、思维能力、判断能力及精神状态而使症状、体征的描述不够准确或不全面,或因患者或代诉人提供假材料等都会影响家族史材料的准确性。

2) 婚姻史:着重了解婚龄、次数、配偶健康情况以及是否近亲结婚。

3) 生育史:着重询问生育年龄、子女数目及健康状况,有无流产、死产和早产史,如有新生儿死亡或患儿,则除询问父母及家庭成员上述情况外,还应了解患儿有无产伤、窒息,妊娠早期有无患病毒性疾病和接触致畸因素,如服过致畸药或接触过电离辐射或化学物质史。

(2) 症状与体征：遗传病有其他疾病相同的体征和症状，往往又有其本身特异性症候群，为诊断提供初步线索。如患有智力发育不全伴有特殊腐臭尿液提示苯酮尿症；智力发育不全伴有白内障、肝硬化等提示半乳糖血症；智力低下，伴有眼距宽、眼裂小、外眼角上斜等体征要考虑 Down 综合征；智力发育不全，伴有生长发育迟缓、五官、四肢、内脏等方面的畸形提示可能为常染色体病；若有生殖腺发育不全或有生殖力下降、继发性闭经、行为异常的可疑为性染色体病。但是绝大多数遗传病必须通过进一步检查才能确定。例如痴呆面容提示可能为 Down 综合征，但必须通过染色体检查才能确定，以防可能为 22-三体或 18-三体。临床上也经常遇到看似 21-三体而染色体检查并非 21-三体的病例。

由于大多数遗传病在婴儿或儿童期即可有体征和症状表现，故除观察外貌特征外，还应注意身体发育快慢、体重增长速度、智力增进情况、性器官及第二性征发育状态、肌张力强弱以及啼哭声是否异常等。

2. **系谱分析** 是诊断遗传疾病的重要步骤，从先证者入手，调查家系中各个成员的发病情况，然后根据调查到的情况绘制家系图（系谱）。在绘制系谱时应注意：①同一代成员应在同一水平线上；②一般调查到患者的三代亲属；③符号大小一致。

绘制系谱有助于判断是单基因还是多基因遗传、是显性还是隐性遗传、是常染色体还是性染色体遗传。在采集中，应重点记录家族史、婚姻史和生育史，另外对于收养、过继、近亲婚配和非婚生育等情况予以特别注意。进行家系分析时必须注意以下几个问题：①系谱的系统性、完整性和可靠性。②分析显性遗传病时，应注意对已知有延迟显性的年轻患者，由于外显不全而呈现隔代遗传现象，不可误认为是隐性遗传。③新的基因突变。④显性与隐性概念的相对性。⑤在系谱分析统计子女发病比值时应校正因统计带来的偏倚。

3. **染色体检查** 染色体病是遗传病中的一大类，而染色体检查（或称核型分析）是针对该类疾病诊断的有效手段，是确诊染色体病的主要依据。但是在临床应用上，由于染色体检查的指征很难掌握，因此异常核型的检出率常常比较低。

（1）染色体检查的指征：一般情况下，染色体检查的指征包括：①明显生长发育异常、多发畸形、智力低下者；②多发性流产和不育的夫妇；③性腺以及外生殖器发育异常者；④原发性闭经；⑤无精子症男子和男性不育症；⑥已经生有染色体异常患儿的夫妇；⑦身材高大，性情粗暴的男性；⑧恶性血液病患者；⑨长期接受 X 线、电离辐射的人员；⑩家族中已有染色体或先天畸形的个体；⑪疑为 Down 综合征的患儿及其父母；⑫35 岁以上的高龄孕妇。

（2）染色体检查技术：经历了几十年的发展，技术上相对成熟，方法相对固定。理论上讲，只要有分裂细胞，就能够制备染色体标本；但实践中使用最多的材料是外周血。人外周血小淋巴细胞，通常都处在 G_1 期（或 G_0 期），一般情况下不进行分裂。如果在体外培养时，在培养液中加入植物血凝素（PHA），则可刺激小淋巴细胞转化为原淋巴细胞，进入有丝分裂。经一段时间的培养后，加入秋水仙碱处理，即可得到大量处于分裂中期的细胞。人体的 1ml 外周血内一般含有约 $1\times10^6 \sim 3\times10^6$ 个小淋巴细胞，足够染色体标本制备和分析之用。

除外周血可以制备染色体标本外，骨髓、胸腹水、活检组织（如绒毛膜、手术取材的肿瘤等）、组织培养物（如原代培养的细胞、建系的细胞等）、羊水等都可以作为检查材料。虽然组织细胞的处理各有所不同，但制备染色体的过程基本相似。

4. **性染色质检查** 性染色体检查优点是方法简单，主要用于疑为两性同体或性染色体数目异常的疾病诊断或产前诊断,有一定价值,但确认仍需依靠染色体检查。

性染色体检查材料来自发根鞘细胞,皮肤或口腔上皮细胞,女性阴道的上皮细胞,也可取自绒毛和羊水的胎儿脱落细胞涂片等。

X染色质数目计数分析,可适用于X染色体异常而引起的性染色体畸形综合征的检出。Y染色质数目计数分析可适用于具有一个或一个以上Y染色体的个体。如正常男子只有1个Y染色质,而XYY男性有2个,XXYYY男性有3个;真两性同体(46,XX/46,XY)患者则X和Y染色质均为阳性(各1个)。

5. 生化检查　基因突变引起的单基因病往往表现在酶和蛋白质的质和量的改变或缺如。因此,酶和蛋白质的定性定量分析是诊断单基因病或分子病和代谢病的主要方法。

(1) 代谢产物的检测:酶缺陷导致一系列生化代谢紊乱,从而使代谢中间产物、底物、终产物旁路代谢产物发生变化。因此,检测某些代谢产物的质和量的改变。可间接反映酶的变化而做出诊断。例如疑为苯酮尿症患者,可检测血清苯丙氨酸或尿中苯乙酸浓度;黏多糖病可测定尿中硫酸皮肤素、硫酸乙酰肝素;DMD可检测血清中磷酸肌酸激酶活性做出诊断等。

(2) 酶和蛋白质的分析:基因突变引起的单基因病主要是特定的酶和蛋白质的质和量改变的结果。因此,对酶活性的改变和蛋白质含量测定是确诊某些单基因病的主要方法。随着生化检测技术的不断进步,还可对酶和蛋白质的结构变异型(variants)做出鉴定。

(3) 检测酶和蛋白质的材料:主要来源于血液和特定的组织、细胞,如肝细胞、皮肤成纤维细胞、肾、肠黏膜细胞等。但应注意,一种酶缺乏不一定在所有组织中都能检出,例如苯丙氨酸羟化酶必须用肝活检,而在血细胞中无法得到。

目前已经能够使用滤纸片或显色反应进行血液和尿液的检查,方法简便,非常适用于初检和普查。

6. 皮肤纹理检查　人体的手、脚掌面具有特定的纹理表现,简称皮纹。人类的皮肤由表皮和真皮构成。真皮乳头向表皮突起,形成许多排列整齐、平行的乳头线,此线又称嵴纹;嵴纹上有许多汗腺的开口,突起的嵴纹相互又形成凹陷的沟。这些凹凸的纹理就构成了人体的指(趾)纹和掌纹。目前,皮纹学的知识和技术,广泛应用于人类学、遗传学、法医学以及作为临床某些疾病的辅助诊断。

人体的皮纹既有个体的特异性,又有高度的稳定性。皮纹在胚胎发育第13周开始出现,第19周左右形成,出生后终生不变。而很多染色体病患者往往有特殊的皮纹,因此皮纹也可作为诊断某些遗传病的依据之一。

(1) 指纹:手指末端腹面的皮纹称为指纹。根据纹理的走向和三叉点的数目,可将指纹分为三种类型:弓形纹、箕形纹、斗形纹。

1) 弓形纹(arch,A):嵴线由一侧至另一侧,呈弓形,无中心点和三叉点。根据弓形的弯度分为简单弓形纹和篷帐式弓形纹。

2) 箕形纹(loop,L):俗称簸箕。在箕头的下方,纹线从一侧起始,斜向上弯曲,再回转到起始侧,形状似簸箕。此处有一呈三方向走行的纹线,该中心点称三叉点。根据箕口朝向的方位不同,可分为两种:箕口朝向手的尺侧者(朝向小指)称正箕或尺箕;箕口朝向手的桡侧者(朝向拇指)称反箕或桡箕。

3) 斗形纹(whorl,W):是一种复杂、多形态的指纹。特点是具有两个或两个以上的三叉点。斗形纹可分绞形纹(双箕斗)、环形纹、螺形纹和囊形纹等。

根据统计,指纹的分布频率因人种而异,存在种族、性别的差异。东方人尺箕和斗形纹出现频率高,而弓形纹和桡箕较少;女性弓形纹多于男性,而斗形纹较男性略少。

(2) 嵴纹计数:指弓形纹由于没有圆心和三叉点,计数为零。箕形纹和斗形纹,则可从中心(圆心)到三叉点中心绘一直线,计算直线通过的嵴纹数。斗形纹因有两个三叉点,可得到两个数值,只计多的一侧数值。双箕斗分别先计算两圆心与各自三叉点连线所通过的嵴纹数,再计算两圆心连线所通过的嵴纹数,然后将三个数相加起来的总数除以 2,即为该指纹的嵴纹数。

指纹总数(TFRC)为 10 个手指嵴纹计数的总和。我国男性平均值为 148 条,女性为 138 条。

(3) 掌纹:分为五部分:①位于拇指下方的大鱼际区。②位于小指下方的小鱼际区。③从拇指到小指的指根部间的指间区。④由 2、3、4、5 指基部的三叉点 a、b、c、d 及其各引出一条主线,即 A 线、B 线、C 线和 D 线。⑤atd 角:正常人手掌基部的大、小鱼际之间,具有一个三叉点,称轴三叉,用 t 表示,从指基部三叉点 a 和三叉点 d 分别画直线与三叉点 t 相连,即构成 atd 角。可用量角器测量 atd 角度的大小,并确定三叉点 t 的具体位置。三叉点 t 的位置离掌心越远,也就离远侧腕关节褶线越近,atd 角度数越小;而三叉点 t 的位置离掌心越近,离腕关节褶线越远,atd 角就越大。我国正常人 atd 角的平均值为 41°。t 三叉至远侧腕关节褶纹的距离(t 距),比上手掌长度(中指掌面基部褶纹至远侧腕关节褶纹间的垂直距离)的百分比。

(4) 掌褶纹:正常人手掌褶纹主要有三条,分别是:远侧横褶纹、近侧横褶纹、大鱼际褶纹。其中一些特殊的类型包括:①通贯掌又称猿线,由远侧横褶纹和近侧横褶纹连成一条直线横贯全掌而形成。②变异Ⅰ型也称桥贯掌,表现为远侧与近侧横褶纹借助一条短的褶纹连接。③变异Ⅱ型又称叉贯掌,为一横贯全掌的褶纹,在其上下各方伸出一个小叉。④悉尼掌:表现为远侧横褶纹通贯全掌,远侧横褶纹仍呈正常走向,这种掌褶纹多见于澳大利亚正常悉尼人群中,故称悉尼掌。

7. 皮纹检查的临床意义　皮纹变化与某些染色体异常、先天性疾病以及不明原因的综合征有一定相关,但它的变化不是特异的,故只能作为诊断旁证或疾病的初筛,以便进一步确诊。现叙述几种常见疾病的肤纹变化。

(1) 21-三体综合征(Down 综合征,先天愚型):患者手指头形纹频率减少,而箕形纹增多,特别是尺箕比例高,TFRC 较少,小指常是单一指褶线,大约有一半患者出现通贯手,∠atd<60°,70% 以上患者球区胫侧弓形纹。

(2) 18-三体综合征:患者手指弓形纹比例增高,80% 患者有 7 个以上手指为弓形纹(正常人仅约 1%),故 TFRC 值低,多为通贯手,约 25% 患者为 t″,约 40% 的患者小指上为单一指褶线。

(3) 13-三体综合征:桡箕和弓形纹显著增高,故 TFRC 值低,一半患者双手为通贯手。轴三叉远移,约 81% 患者为 t″,拇趾球区腓侧弓占 42%。

(4) Turner 综合征:患者 TFRC 值明显增加,∠atd 增大,通贯手亦有增加,拇趾有大斗形纹和远箕。

（5）Klinefelter 综合征：弓形纹增加，TFRC 值降低。

（二）基因诊断的方法和原理

1. 基因诊断　是利用 DNA 分析技术直接从基因水平（DNA 或 RNA）检测遗传病的基因缺陷。特别是对那些发病机制和生化缺陷不清楚的病应进行基因诊断。（gene diagnosis），又称为分子诊断（molecular diagnosis）。

目前基因诊断的原理和技术不仅适用于遗传病，而且已广泛应用于感染性疾病、法医、肿瘤等方面。这些是分子生物学在临床应用方面迅速发展的一个领域。

目前发现的人类遗传性疾病中染色体病只占其中一小部分，大部分为基因病。生化分析技术因为个体发育阶段性、基因表达的组织特异性而不能检测所有的基因异常。由于所有细胞中基因组的组成完全一致（免疫球蛋白、T 细胞受体基因和肿瘤细胞例外），所以基因诊断没有个体发育阶段性和基因表达的组织特异性，只要获得有核细胞，基因缺陷都可以检测。

基因诊断包括：①寡核苷酸探针。②Southern 印迹杂交法。③限制性片段长度多态（RFLP）。④DNA 聚合酶链反应（PCR）等不同方法。

（1）重组 DNA 技术（recombinant DNA technique）：是在体外将目的基因与载体连接形成重组 DNA 分子，再用一定的基因转移方法将重组 DNA 转入另一细胞或生物体内，以达到扩增和表达目的基因的目的。重组 DNA 技术是现代分子生物技术发展中的最重要的成就之一。它的产生使人类能根据自己的需要改良生物品种和治疗人类疾病。重组 DNA 技术涉及多个步骤：第一，需要分离目的 DNA；第二，在体外切割或扩增获得目的片段；第三，选择用来携带目的片段的载体 DNA；第四，将目的 DNA 片段与载体连接起来，形成重组 DNA 分子；第五，将重组 DNA 分子输入细胞内，使之进行扩增和表达。

（2）限制性内切酶（restriction endonucleases, RE）：限制性内切酶的发现是对重组 DNA 技术的一个主要贡献，可以说没有限制性内切酶的发现，就没有重组 DNA 技术。限制性内切酶存在于原核生物体内，能识别 DNA 双链的特定序列并在识别位点或其附近将 DNA 切断。例如，限制性内切酶 Eco RI 可以识别 6 个碱基对的特定序列 5'-GAATTC-3'，并在识别序列的 G 与 A 之间切割。现已发现的限制性内切酶有数百种，每种限制性内切酶识别并切割特定 DNA 序列。限制性内切酶的识别序列大多为 4~6 个碱基对，有些为比较长的序列，限制性内切酶的识别序列通常为回文对称序列，即以对称轴按 5'→3' 方向阅读时，两条链从 5' 到 3' 有相同的序列。如果切割点在对称轴上，所产生的限制性片段（由限制性内切酶切割所产生的 DNA 片段称为限制性片段）为平口末端；如果切割点不在对称轴上，所产生的限制性片段为黏性末端，即 5' 或 3' 末端突出。

2. 核酸杂交　核酸分子杂交是指同源的和异源的 DNA 单链按照碱基互补配对原则形成双链核酸分子。杂交通常在一支持膜上进行，因此又称为核酸印迹杂交。根据检测样品的不同又被分为 DNA 印迹杂交（Southern blot）、RNA 印迹杂交（Northern blot）、点杂交和原位杂交。无论是 DNA 印迹杂交还是 DNA/RNA 杂交都涉及两种不同来源的核酸分子：一是用来检测特定核酸的探针,另一是待测核酸分子。

(1) 探针(probe):探针是一个DNA或RNA片段,可用某种方法标记,用于杂交检测另外的DNA(RNA)序列。探针可以是单链或双链分子,但杂交时必须是单链形式。

1) DNA探针:DNA探针可以来自DNA克隆或体外扩增产生,通常是双链。通常在体外采用DNA合成方式进行标记。

2) RNA探针:RNA探针可从DNA克隆中通过体外转录制备。在RNA合成过程中加入标记物就可以使探针进行标记。

3) 寡核苷酸探针:用化学合成法制成的短单链DNA片段。一般长15~50个核苷酸。通常采用末端标记方法标记。

(2) 常用分子杂交方法

1) 原位杂交(in situ hybridization):是指不将待测核酸从细胞或组织中分离出来,而直接在组织切片或细胞标本上进行分子杂交。如用原位杂交法进行基因定位时,就是以待定位的基因为探针,与载玻片上的染色体进行杂交。

2) Southern印迹杂交。

3) Northern印迹杂交。

4) 斑点印迹杂交。

3. 聚合酶链反应 1986年创造的聚合酶链反应(polymerase chain reaction, PCR)使基因分析和基因工程技术有了革命性突破。应用PCR技术可以使少量的特定的基因或DNA片段在短短的2~3小时内体外扩增数十万至百万倍,缩短了几周的工作,扩增的片段可以直接通过电泳观察,也可用于进一步分析。

(1) PCR原理包括:①能选择性地进行扩增,必需事先知道靶DNA序列的信息,并按该信息合成两个寡核苷酸(一般长15~30核苷酸)引物(primer)。在加入变性的基因组DNA后,引物立即特异地在靶DNA两侧区互补结合。②必须具有DNA前身物,即4种三磷酸脱氧核苷:dATP、dCTP、dGTP和dTTP,以按5'→3'方向合成新DNA链。③PCR是链式反应,引物序列决定扩增片段的长度。并以新链为模板,在含有一定离子(如Mg^{2+})浓度的反应缓冲液体系中,在有耐热的DNA聚合酶(如Taq DNA聚合酶)的作用下进行反复周期地DNA扩增。④每一周期经过变性(人基因组DNA大约93~95℃)、复性(大约50~70℃)和延伸(大约70~75℃)三个阶段产生倍增DNA。反复n个周期,理论上可扩增2倍,一般大约在30~40周期的扩增后,可获百万倍以上的靶DNA。

(2) RFLP(restriction fragment length polym 限制性核酸内切酶 orphism,限制性片段长度多态):由限制性核酸内切酶切割所产生的DNA片段称为限制性片段。限制性片段长度多态是指由于单个碱基改变而导致限制性内切酶位点发生改变,因而经限制性内切酶切割后所产生的限制性片段长度发生改变。如在基因组某区域存在3个Eco RI切点,它们之间相距2kb和1kb。经限制性内切酶Eco RI切割可以产生2kb和1kb两个片段,如果中间的酶切位点发生了序列改变,这样就失去了一个内切酶位点,经Eco RI切割后就只能产生一个3kb的片段。这种改变并不影响基因的功能,该突变就会在群体中以一定比例存在。群体中就存在两种等位基因。

PCR技术诞生后,人们设计了更为简单的检测方法即PCR-RFLP方法。该方法包括：①PCR，即利用一对或数对特异性引物，将目标 DNA 扩增；②酶切，即利用某些限制性内切酶消化 PCR 产物，如 PCR 产物中含有相应的酶切位点序列，DNA 链则被切开；③电泳，即利用琼脂糖凝胶或聚丙烯酰胺凝胶分离酶切后的 PCR 产物，根据电泳图谱判断结果。

（三）产前诊断

出生前宫内的诊断称为产前诊断（prenatal diagnosis）。遗传病的产前诊断可以追溯到 1966 年，Steele 和 Berg 发现胎儿的染色体可以通过羊水细胞的培养来进行检查。随着影像诊断、生化诊断和分子诊断的发展，产前诊断得到越来越广泛的应用。

产前诊断主要从三个方面进行：①遗传学检查，如细胞培养、染色体检查、分子诊断等；②生化检查，如特殊蛋白质、酶、代谢底物、中间产物和终产物等；③物理诊断，如 B 超、X 线、胎儿镜、电子监护等。

胎儿的遗传学检查和生化诊断都需要取胎儿细胞和羊水，这是与其他诊断区别最大的地方，而取材后的检查技术则与前述的方法差别不大。目前主要取材的方法有：

1. **羊膜穿刺法** 是在 B 超的监视下，用注射器经孕妇腹壁、子宫到羊膜腔抽取胎儿羊水。羊水中含有一定数量的胎儿脱落细胞，多为成纤维样细胞和上皮细胞，可以通过体外培养达到增殖的目的，因此能够实现胎儿的染色体检查、生化检查和分子诊断的目的。抽出的羊水还可以进行某些生化测定而辅助判断胎儿患病信息。例如当羊水中甲胎蛋白（AFP）浓度过高时，可能意味着胎儿无脑、开放性脊柱裂、脊髓脊膜膨出和脑积水等；或为死胎、先天性肾病综合征、脐膨出、某些染色体病等。某些脂类代谢病、黏多糖病、氨基酸病、糖原累积病等也可通过羊水检查判断。

羊膜穿刺的最佳时间是在妊娠 16~20 周之间，此时羊水量较多，成功率高。羊膜穿刺的危险性相对较小，引起流产的风险为 0.5%，母体感染、Rh 溶血和其他妇科并发症发生率更低。羊水抽取量一般为 20~30ml，应为淡黄色，混浊，且无母血污染。

进行羊水细胞染色体分析的技术关键在于细胞培养的成功与否。胎儿脱落细胞中虽然含有一部分活细胞，但是培养的成功率比外周血培养低，一般要培养 10 天以上才可供染色体制备，除了严格的无菌操作外，培养操作者的经验非常重要。对于分子诊断则无须培养，只要细胞结构完整，DNA、RNA 没有降解就可以。

2. **绒毛取样法** 又称为绒毛吸取术，是通过特制的取样器，经孕妇阴道、宫颈进入子宫，达到胎盘处后吸取一定数量的胎儿绒毛组织。由于绒毛组织中含有大量的处于分裂期的细胞，所以可以用来直接制备染色体标本，或经短期培养后制备染色体标本，也可以直接用于生化分析和分子诊断。该方法的优点是可以在妊娠早期（6~7 周）进行，需要做出选择性流产时，给孕妇带来的损伤和痛苦较小；缺点是引起流产的风险比较高，是羊膜穿刺的两倍，而且标本容易被细菌、霉菌污染，不宜进行长期培养。有时标本中可能含有母体细胞，影响分析。另外绒毛组织直接制备染色体的质量不容易控制，影响染色体核型分析。

3. **脐带穿刺** 是在 B 超的监视下，用细针经腹壁、子宫进入胎儿脐带，抽取一定数量的胎儿血液。穿刺时间最好在妊娠 18 周左右，所获得的胎儿血液相当于从遗传病患者体内抽取的血样,特别方便进行染色体分析,当然也可以进行多种其他诊断分析。本技术也用于因错过绒毛取样或羊膜穿刺的时机或羊水培养失败的补救措施。

4. 细胞遗传学的产前诊断

(1) 羊水细胞染色体检查:羊水细胞主要来自胎儿的皮肤、胃肠道、呼吸道泌尿生殖道的黏膜脱落细胞。羊水中的细胞经常规培养制备显带染色体以进行核型分析或脆性 X 染色体分析,而做出诊断。

(2) 绒毛细胞染色体检查:直接法制备绒毛染色体虽简易可行,但可能有假阳性或假阴性,故其结果只作为初步筛查,应以培养法制备的结果为最终报告。应用绒毛或羊水细胞可同时检查性染色质,以初步预测胎儿性别、性染色体数目异常等。

研究表明,羊水细胞核型分析为 21-三体者,其羊水及母血清的甲胎蛋白(AFP),母血雌三醇(E_3)值低于正常平均值,而绒毛促性腺激素(HCG)值高于正常,因此有人建议除母龄>35岁外,检测母血 AFP、E_3 和 HCG 三项联合数据从而定出高危先天愚型儿,再进行羊水细胞核型分析更好。

(3) 羊水的生化检查:羊水上清液进行生化学检查较难获得胎儿患某种遗传病的证据,但对了解胎肝、胎肾、胎肺成熟度有所帮助。甲胎蛋白和乙酰胆碱酯酶测定对检出患神经管缺陷的胎儿有益。对某些遗传代谢病高风险的孕妇测定羊水培养细胞有关本科的活性或可获得胎儿是否患病的信息。

神经管缺陷(neural tube defects,NTD)是一类胚胎发育过程中神经管封闭障碍或已封闭的神经管再穿孔所致的先天性畸形。除可通过 B 超进行产前诊断外,还可用下列方法检出:①羊水甲胎蛋白(α-fetoprotein,AFP)测定:当胎儿为开放性神经管畸形时(如无脑儿、脊柱裂等),脑脊液中 AFP 可以直接进入羊水,使羊水 AFP 值升高,达 10 倍以上,可作诊断指标,诊断率达 90%。但应注意,胎儿如因食管闭锁而不能吞咽羊水将 AFP 消化,或先天性肾病及脐疝等都可使羊水中 AFP 值升高。②羊水乙酰胆碱酶测定:乙酰胆碱酶(acetylcholine esterase,ACh E)能特异性水解乙酰胆碱。胎儿期神经细胞分化未成熟,可溶性 ACh E 进入胎儿脑脊液比成人多,当胎儿有开放性神经管缺陷时,胎儿脑脊液羊水间的通透增强,使羊水中 ACh E 显著升高,测定 ACh E 活性比测定 AFP 更为敏感可靠。

(4) 分子遗传学检查:由于某些酶不能在羊水绒毛细胞表达,或表达水平很低,这就必须抽取羊水细胞或绒毛细胞 DNA 进行基因诊断。随着研究工作迅速开展将会有更多的遗传病前基因诊断得以确诊。

(5) 利用仪器所进行的解剖学诊断

1) 胎儿镜检查:又称为羊膜腔镜或宫腔镜检查。它可以直接观察胎儿的外形,性别和发育状况,又可以抽取羊水或胎血,还可以进行宫内治疗。因此理论上是一种最佳方法。但由于操作困难,并容易引发多种并发症,目前还不易被医护人员所接受。胎儿镜检查的最佳时间是妊娠 18-20 周。

2) 超声波诊断:是一项简便对母体无痛无损伤的产前诊断方法。B 型超声波应用最广。此外还可直接对胎心和胎动进行动态观察,并可摄像记录分析,亦可做胎盘定位,选择羊膜穿刺部位,可引导胎儿镜操作,采集绒毛和脐带血标本供实验室检查。

超声波扫描诊断开放性神经管缺陷,妇女无痛苦。指征:有生育过神经管畸形胎儿的孕妇;孕妇血清 AFP 初筛可疑者。由于 B 超诊断的普及,B 超声有取代生化检查之势。

3) X 线检查:主要用于检查 18 周以内胎儿骨骼先天畸形。但因 X 线对胎儿有一定影响,现已极少使用。

5. 产前诊断的适应证　根据遗传病的严重程度和发病率的高低,可将产前诊断的对象排列如下:①夫妇之一有染色体畸变,特别是平衡易位携带者,或者夫妇染色体正常,但出生过染色体异常的患儿的夫妇;②35 岁以上的高龄孕妇;③夫妇之一有开放性神经管畸形,或出生过这种畸形患儿的夫妇;④夫妇之一有遗传性代谢缺陷,或出生过这种患儿的夫妇;⑤X 连锁遗传病基因携带者孕妇;⑥原因不明的习惯性流产的孕妇;⑦羊水过多的孕妇;⑧夫妇之一有致畸因素接触史的孕妇;⑨具有遗传病家族史,又系近亲婚配的孕妇。虽然具备了上述条件,但如果出现先兆流产、妊娠时间过长、有出血倾向者,则不宜做产前诊断,另外应拒绝要求仅做胎儿性别的检查。

三、英 语 词 汇

pedigree analysis　系谱分析　　　　　gene probe　基因探针
prenatal diagnosis　产前诊断　　　　　AFP　甲胎蛋白
gene diagnosis　基因诊断　　　　　　nuclear hybridization　核酸杂交
RFLP　限制性片段长度多态　　　　　amniocentasis　羊膜穿刺术
PCR　聚合酶链反应　　　　　　　　MIM　人类孟德尔遗传

四、名 词 解 释

1. 基因诊断:即利用 DNA 重组技术在分子水平上检测人类遗传的基因缺陷以诊断遗传病。
2. 产前诊断:又称作宫内诊断,是通过直接或间接的方法对胎儿是否患有遗传病做出诊断的过程。
3. 核酸分子杂交:是指同源的和异源的 DNA 单链按照碱基互补配对原则形成双链核酸分子。杂交通常在一支持膜上进行,因此又称为核酸印迹杂交。
4. DNA 探针:DNA 探针可以来自 DNA 克隆或体外扩增产生,通常是双链。通常在体外采用 DNA 合成方式进行标记。
5. 寡核苷酸探针:用化学合成法制成的短单链 DNA 片段。一般长 15~50 个核苷酸。通常采用末端标记方法标记。
6. 系谱分析:是诊断遗传疾病的重要步骤,从先证者入手,调查家系中各个成员的发病情况,然后根据调查到的情况绘制家系图(系谱)。
7. 限制性片段长度多态(RFLP):由限制性核酸内切酶切割所产生的 DNA 片段称为限制性片段。
8. 原位杂交:是指不将待测核酸从细胞或组织中分离出来,而直接在组织切片或细胞标本上进行分子杂交。
9. 羊膜穿刺法:该方法是在 B 超的监视下,用注射器经孕妇腹壁、子宫到羊膜腔抽取胎儿羊水。羊水中含有一定数量的胎儿脱落细胞,多为成纤维样细胞和上皮细胞,可以通过体外培养达到增殖的目的,因此能够实现胎儿的染色体检查、生化检查和分子诊断的目的。
10. 绒毛取样法:又称为绒毛吸取术,是通过特制的取样器,经孕妇阴道、宫颈进入子宫,达到胎盘处后吸取一定数量的胎儿绒毛组织。由于绒毛组织中含有大量的处于分裂期的细胞,所以可以用来直接制备染色体,或经短期培养后制备染色体,也可以直接用于生化分析和分子诊断。

五、问 答 题

1. 遗传病实验室检查的主要方法有哪些?

答:遗传病实验室检查的主要方法包括染色体检查、性染色质检查、生化检测及基因诊断。染色体检查也叫核型分析,是确诊染色体病的最终手段;性染色质检查可辅助诊断性染色体数目畸变所造成的疾病;生化检查是临床上诊断单基因病的首选方法;而基因诊断是诊断遗传病的最有前途的方法。

2. 试述遗传病主要诊断方法。

答:遗传病的主要诊断方法如下:
 (1) 临床诊断:尤其注意病史调查询问。
 (2) 系谱分析:判断是哪类遗传病及可能遗传方式。
 (3) 染色体检查:确诊染色体病及辅助诊断肿瘤。
 (4) 生化检查:适用于代谢缺陷的明确的单基因病诊断。
 (5) 基因诊断:适用于一切有核细胞,分直接诊断法和间接诊断法两种。

3. 何谓家系分析法及临床应用注意事项?

答:它通过先证者调查其家系各成员发病情况,绘出系谱,经过回顾性分析以确定疾病遗传方式的方法,在临床应用中应注意以下事项:
 (1) 注意系谱的完整性和准确性,一个完整的系谱应有三代以上家庭成员,且包括其全部正常、患病、流产、死产成员。
 (2) 注意是否为虚假材料。
 (3) 对隔代遗传,要区分是隐性致病基因所致还是外显不全或延迟显性等所致。
 (4) 对散发病例,不要忽略可能为新的基因突变。

4. Southern 印迹杂交技术的基本原理和步骤。

答:其基本原理是:互补的单链 DNA 片段在特定条件下,可严格按碱基配对法则结合成双链。

基本步骤:
 (1) 待测个体基因组 DNA 提取。
 (2) 某限制内切酶酶解该基因组 DNA。
 (3) 琼脂糖凝胶电泳分离酶解产物。
 (4) Southern 印迹转移上述 DNA 双链片段,至硝权纤维素膜或尼龙膜上。
 (5) 尼龙膜等上原位碱变性,并经 80℃ 烘干,上述 DNA 双链变成单链并固定于尼龙膜上。

(6) 基因探针制备。

(7) 42℃杂交。

(8) 洗膜。

(9) 放射自显影。

(10) 二甲洗 X 线片观察。

5. 目前产前诊断技术有哪些，各有何特点？

答：目前产前诊断技术及特点如下：

(1) B 超：无创伤技术，但只可能检测有表现型改变的先天畸形或多基因病，而且诊断时间太晚。

(2) 羊膜穿刺术：诊断时间提前到妊娠 16~20 周，但易导致流产或感染等并发症。

(3) 绒毛吸取术：诊断时间早至 9~11 周，但流产风险比抽羊水高些。

(4) 从孕妇外周血分离肥沃儿细胞：对母全胎儿无创伤，但其费用昂贵，技术复杂。

(5) 胚胎植入的诊断：诊断可早至受精第六天，但费用极其昂贵，技术难度大。

6. 举例说明 RFLP 连锁分析基本原理。

答：这是一种以限制性片段的长度多态性作为遗传标记的连锁分析法，例如，利用编码血红蛋白的 α 肽链的 α 基因顺序，制成 α 基因探针，正常人在 16 号染色体上有个 α 基因，其西侧各有一个 BamHI 的酶切位点，可产生一个 14kb DNA 片段。Bart's 胎儿水肿综合征患者两个 α 基因都缺失了，α 基因探针不能与之结合，结果得不到任何杂交带，说明其为患者；如果某人一条 16 号染色体缺失一个 α 基因，另一条正常，则可见到一个 14kb 带和 10kb 杂交带，说明此人是静止型 α 地贫，这样根据待测个体出现何种长度的限制性多态片段，就可双间接知道基因是否缺失，从而做出诊断。

7. 基因诊断的基本原理，有何优点？

答：也叫 DNA 诊断，任何个体均来自一个受精卵，故其所有细胞基因相同，如有缺陷，可直接检测 DNA 分子本身。其优点在于：①不受取材细胞类型限制；②不受基因是否表达及表达时空限制。

8. 什么是产前诊断？其主要技术有哪些？

答：产前诊断又称作宫内诊断，是通过直接或间接的方法对胎儿是否患有遗传病做出诊断的过程。其主要技术包括四类：第一为直接观察胎儿的表型，常用的方法有胎儿镜、B 型超声扫描、X 线检查等；第二为染色体检查；第三为生化检查；第四为基因诊断。其中第二、三、四类都必须首先通过绒毛取样或羊膜穿刺技术等得到取自胎儿的样本，然后才能继续完成。

9. 产前诊断的指征有哪些？

答：产前诊断并非所有的孕妇都要进行，而是具有一定的指征的孕妇。产前诊断的指征大约可概括为以下 9 种：①夫妇任一方有染色体异常；②曾生育过染色体病患者；③夫妇任一方为单基因病患者；④曾生育过单基因病的患儿；⑤有不明原因的自然流产史、畸胎史、死产或新生儿死亡史；⑥羊水过多的孕妇；⑦夫妇任一方曾接触过致畸因素；⑧年龄大于 35 岁的孕妇；⑨有遗传病家族史的近亲婚配的夫妇。

10. 羊膜穿刺和绒毛膜取样可以进行哪些方面的检查？

答：取出的细胞可以进行染色体检查、生化检查，分子诊断，羊水可以进行生化检查。

六、填 空 题

1. 根据诊断时期的不同，遗传病的诊断可分为_____、_____和_____三种类型。
2. 遗传病诊断的实验室检查主要包括_____、_____及_____。
3. 家族史即整个家系患_____。它应能够充分反映患者父系和母系各家族成员的发病情况。
4. 细胞遗传学检查包括_____和_____。
5. 携带者的检出方法包括临床、_____、_____和_____4个水平。
6. 基因诊断的最基本工具包括_____和_____。
7. 以等位基因特异核苷酸探针对点突变疾病做出诊断时，若待测标本能与正常探针结合，而不能与突变探针结合则为_____；若能与突变探针结合，而不能与正常探针结合则为_____；若能与两种探针同时结合则为_____。
8. 通过直接或间接的方法在胎儿出生前诊断其是否患有某种疾病叫做_____。
9. 在现有的条件下，产前诊断技术大致可分为四类，即_____、_____、_____及基因诊断。
10. 直接观察胎儿的表型改变可通过_____、_____及_____来完成。

七、是 非 题

1. 生化检查是临床上诊断单基因病的首选方法。（   ）
2. 间接诊断法的典型技术是 Southern 印迹杂交法。（   ）
3. 如果致病基因不清，可以用 DNA 片段长度多肽性进行检测。（   ）
4. 症状前诊断是在症状出现前确认其是否患有遗传病。（   ）
5. 家系中的散发病例是由于受隐性致病基因控制。（   ）
6. 限制性核酸内切酶只识别特定 DNA 序列。（   ）
7. 对 Bart's 胎儿水肿综合征，既可用 RFLP 技术也可用 Southern 印迹杂交技术。（   ）
8. 一般来讲，原因不明的习惯性流产者需要做产前诊断。（   ）
9. 基因诊断的直接对象是人体 DNA。（   ）
10. 核型分析是确诊染色体的主要方法，它也可以辅助诊断某些肿瘤。（   ）
11. 基因探针是经常用同位素标记的。（   ）
12. 基因诊断的基本工具是限制性核酸内切酶和生物素。（   ）
13. 在遗传咨询中必须遵循指令性原则。（   ）
14. 对近亲婚配者也需要进行产前诊断。（   ）
15. 对生过 21-三体的夫妇来说，只需要检查妻子的染色体就可以了。（   ）

八、选 择 题

A 型题

1. 遗传学上的近亲是指在( )内有共同祖先的个体之间,互称为近亲
   A. 子一代　　　　　　　　B. 5~6 代　　　　　　　　C. 7~8 代
   D. 3 代以上　　　　　　　E. 以上都不是

2. 贝叶斯法是用来估计以下哪类遗传病再发风险的有效方法( )
   A. 染色体病　　　　　　　B. 单基因病　　　　　　　C. 多基因病
   D. 肿瘤　　　　　　　　　E. 以上都不是

3. 选择性流产是预防患儿出生的有效手段,如果丈夫是 X 连锁显性遗传病患者,则应该让( )流产。
   A. 男胎　　　　　　　　　B. 女胎　　　　　　　　　C. 男女胎各一半
   D. 一半男胎　　　　　　　E. 一半女胎

4. 检测苯丙氨酸羟化酶活性可确诊以下哪种病( )
   A. 苯丙酮尿症　　　　　　B. 白化病　　　　　　　　C. 糖尿病
   D. 类风湿病　　　　　　　E. 高血压

5. 基因诊断的最直接对象是( )
   A. 人体染色体　　　　　　B. 人体细胞　　　　　　　C. 人体 DNA
   D. 人体 RNA　　　　　　　E. 体细胞质

6. 对胎儿出生前是否患有疾病的诊断叫( )
   A. 产前诊断　　　　　　　B. 症状前诊断　　　　　　C. 基因诊断
   D. 一般诊断　　　　　　　E. 以上都不是

7. 家族中已有染色体异常或先天畸形的个体可进行( )
   A. 染色体检查　　　　　　B. 性染色体检查　　　　　C. 临床检查
   D. B 超检查　　　　　　　E. 以上都不是

8. 目前国际上最具参考价值的遗传病诊断工具书为( )
   A.《医学遗传学》　　　　　B.《体细胞遗传学》　　　　C.《分子遗传学》
   D.《细胞遗传学》　　　　　E.《人类孟德尔遗传学》

9. 以下哪种产前诊断技术是对母体和胎儿损伤最小的( )
   A. 羊膜穿刺术　　　　　　B. 绒毛穿刺术　　　　　　C. B 超
   D. 胎儿镜　　　　　　　　E. 以上都不是

10. 核苷酸探针技术是用检测以下哪种突变的有效方法( )
    A. 基因缺失　　　　　　　B. 倒位　　　　　　　　　C. 点突变
    D. 动态突变　　　　　　　E. 易位

11. 正常女性间期核中可以检测到( )
    A. 一个染色质　　　　　　B. 两个 X 小体　　　　　　C. Y 小体

D. 两个 Y 小体　　　　　　　E. 以上都不是

12. 以下哪种病可通过核型分析确诊(　　)
    A. Klinefelrer 综合征　　　B. DMD　　　　　　　C. 脊柱裂
    D. 哮喘　　　　　　　　　E. 以上都不是

13. 以下哪种肿瘤以显性方式遗传(　　)
    A. Bloom 综合征　　　　　B. 着色性病　　　　　C. 先天性全血细胞减少症
    D. 视网膜母细胞瘤　　　　E. 以上都不是

14. 第 17 周需为一胎儿做细胞遗传学检查,应采取(　　)
    A. 胎儿镜检查　　　　　　B. B 超检查　　　　　C. 绒毛取样
    D. 羊膜穿刺取样　　　　　E. 无法进行检查

15. 习惯性流产者常进行哪种检查(　　)
    A. 性染色体检查　　　　　B. 核型分析　　　　　C. 酶活性检测
    D. RFLP 分析　　　　　　　E. 核酸苷酸探针杂交分析

16. 基因探针是一段与目的基因互补的标记核苷酸序列,它(　　)
    A. 必须包括整个基因序列　B. 只能是基因序列的一部分
    C. 可以是 DNA,也可以是 RNA　D. 只能是 DNA
    E. 只能是 RNA

17. 性染色质检查常辅助诊断下列哪种疾病(　　)
    A. 常染色体数目畸变　　　B. 常染色体结构畸变　C. 性染色体数目畸变
    D. 性染色体结构畸变　　　E. 性染色体数目畸变和结构畸变

18. 以下哪种标记属于第三代多态性标记(　　)
    A. RFLP　　　　　　　　　B. SNP　　　　　　　C. VNTR
    D. VNTR　　　　　　　　　E. 以上都不是

19. PCR 扩增时的解链温度一般为(　　)
    A. 92~95℃　　　　　　　B. 40~60℃　　　　　C. 65~72℃
    D. 30~40℃　　　　　　　E. 以上都不是

20. 微卫星 DNA 的串联重复单位一般长度范围为(　　)
    A. 1-6bp　　　　　　　　B. 16~28bp　　　　　C. 300~70 000bp
    D. 100~300bp　　　　　　E. 以上都不是

21. Eco-RI 是一种限制酶,它来源于(　　)
    A. 细菌　　　　　　　　　B. 大肠杆菌　　　　　C. 蓝藻
    D. 真核生物　　　　　　　E. 以上都不是

22. 每种限制性内切酶通常识别和切割(　　)个核苷酸序列
    A. 7-8 个　　　　　　　　B. 1-6 个　　　　　　C. 4-6 个
    D. 8 个以上　　　　　　　E. 以上都不是

23. 关于 Southern 印迹杂交,下列哪条是正确的(　　)
    A. 此方法需要基因探针
    B. 需要 DNA 聚合酶

C. 它是以 DNA 变性,复性性质为基础的 DNA 反复复制的过程

D. 需要一对与待测 DNA 片段的两条链的两端分别互补的引物

E. 以上都不对

24. 遗传咨询的核心内容是( )
   A. 确诊、谈话　　　　　B. 随访　　　　　C. 告知
   D. 估计再发风险　　　　E. 以上都不是

25. PCR 反应中,在下面哪个阶段是引物与模板结合( )
   A. 预变性阶段　　　　　B. 延伸阶段　　　C. 复性阶段
   D. 变性阶段　　　　　　E. 以上都不是

26. Southern 印迹杂交与技术中可采用下面哪种膜( )
   A. 细胞膜　　　　　　　B. 尼龙膜　　　　C. 薄膜
   D. X 线片　　　　　　　E. 以上都不是

27. 以下哪种技术可以达到对受精仅 6 天的胚胎,即可完成产前诊断( )
   A. 绒毛吸取术　　　　　B. 羊膜穿刺术　　C. 胚胎植入前诊断
   D. 从孕妇外周血分离胎儿细胞　E. 以上都不是

28. 下面哪类人需做染色体检查( )
   A. 生过一个游离型 21-染体的夫妇
   B. 生过一个易位型 21-三体的夫妇
   C. 生过一个 Bart's 胎儿水肿综合征患儿的夫妇
   D. 生过一个短指症儿子的夫妇
   E. 以上都不是

29. 以下哪一项可以防止遗传病的发生( )
   A. 新生儿筛查　　　　　B. 群体普查　　　C. 家系调查
   D. 环境保护　　　　　　E. 以上都不是

30. 生过一个 PKU 的夫妇需要做哪项检查( )
   A. 染色体检查　　　　　B. 临床 CT　　　　C. B 超
   D. X 线检查　　　　　　E. 生化检查或基因分析

31. 以下哪种人只能是女性,而且正常表型( )
   A. 延迟显性者　　　　　B. 倒位携带者　　C. 易位携带者
   D. 常染色体隐性致病基因杂合子　E. X 性染色体隐性致病基因杂合子

32. 以下哪种情况可能导致习惯性流产( )
   A. 吸烟　　　　　　　　B. 酗酒　　　　　C. 染色体异常
   D. 单基因病　　　　　　E. 以上都不是

33. 微卫星 DNA 在基因诊断中十分有用,它一般位于基因的( )
   A. 外显子 5′端　　　　　B. 外显子 3′端　　C. 内含子中
   D. 内含子两侧　　　　　E. 以上都错

34. 开放性神经管缺陷畸形儿的重要诊断指标为( )
   A. AFP 和 ACHE　　　　B. AFP　　　　　　C. ACHE

D. E_3 E. 以上都不是

35. 检测 AFP 可诊断下列哪种病儿( )
    A. 无脑儿 B. 早产儿 C. 死胎
    D. Bart's 胎儿 E. 以上都不是

36. 以下哪种孕妇为高龄孕妇( )
    A. 25 岁以上 B. 30 岁以上 C. 35 岁以上
    D. 40 岁以上 E. 50 岁以上

37. ASO 反应完成后洗膜洗掉的是( )
    A. 杂交上的探针 B. 模板单链 DNA C. 残留物
    D. 未杂交上的探针 E. 以上都不是

38. 门诊来了一个生过易位型 21-三体的妇女,她本人也是易位型携带者(13,21)。请问她生第二胎时这种患儿的风险为( )
    A. 5% B. 10% 或更高 C. 20%
    D. 33.3% E. 以上都不是

39. 遗传门诊的咨询者有下面哪种权利( )
    A. 告情选择权 B. 无选择权 C. 有时
    D. 有时有选择权 E. 以上都不对

40. 以下哪种产前诊断技术引起流产的风险高( )
    A. 绒毛吸取术 B. 羊膜穿刺术 C. B 超
    D. PGD 技术 E. 以上都不是

41. 连锁分析成功的一个必要条件是要有( )
    A. 核心家系 B. 父母健在 C. 有多个同胞
    D. 祖父母健在 E. 以上都不是

42. 人类基因组中,以 7~10 为重复单位的是( )
    A. RFLP B. 小卫星 DNA C. 微卫生 DNA
    D. 卫星 DNA E. SNP

43. 目前最有价值也最有经济效益的遗传标记为( )
    A. EST B. RFLP C. STR
    D. SNP E. 以上都不是

44. 连锁分析准确与否取决于遗传标记( )
    A. 长度 B. 位置 C. 多少
    D. 提供信息量的大小 E. 以上都不是

45. DNA 多态主要存在于基因的( )中
    A. 外显子 B. 内含子 C. 内含子及外显子
    D. 第一外显子 E. 最后一个外显子

46. PCR 扩增一般是从引物的( )
    A. 3'端开始 B. 5'端开始 C. 两端开始
    D. 任一端开始 E. 以上都不对

47. PCR 引物的化学本质是（　　）
    A. 单链 DNA   B. 一般 DNA 双链   C. 单链 RNA
    D. 单链 RNA，长度约 17~20   E. 以上都不是

48. PCR 技术是由以下哪个人发明的（　　）
    A. Watson   B. Crick   C. Mendal
    D. Nillson Ethle   E. Mulis Kb

49. 绒毛取样的最佳时间（　　）
    A. 孕 6~7 周   B. 孕 8~16 周   C. 孕 16~18 周
    D. 孕 20 周   E. 以上都不是

50. 家族史即（　　）
    A. 患者父系所有家庭成员患同一种病的情况
    B. 患者母系所有家庭成员患同一种病的情况
    C. 患者父系及母系所有家庭成员患病的情况
    D. 患者父系及母系所有家庭成员患同一种病的情况
    E. 以上都不是

51. 正优生学的主要措施包括（　　）
    A. 环境保护   B. 携带者检出   C. 遗传咨询
    D. 遗传工程   E. 新生儿筛查

52. 负优生学的主要措施包括（　　）
    A. 人工授精   B. 单性生殖   C. 环境保护
    D. 遗传工程   E. 以上都不是

53. 性染色体检查可以对下列哪种疾病进行辅助诊断（　　）
    A. Turner 综合征   B. 21-三体综合征   C. 18-三体综合征
    D. 苯丙酮尿症   E. 地中海贫血

54. 临床上 PKU 患儿的首选方法是（　　）
    A. 染色体检查   B. 生化检查   C. 系谱分析
    D. 性染色体检查   E. 基因诊断

55. 进行产前诊断的指征不包括（　　）
    A. 夫妇任一方有染色体异常   B. 曾生育过染色体病患儿的孕妇
    C. 夫妇任一方为单基因病患者 D. 曾生育过单基因病患儿的孕妇
    E. 年龄小于 38 岁的孕妇

56. 对孕妇及胎儿损伤最小的产前诊断方法是（　　）
    A. 羊膜穿刺术   B. 胎儿镜检查   C. B 型超声扫描
    D. 绒毛取样   E. X 线检查

57. 利用核苷酸探针基因诊断时，若待测基因能与正常探针又能与突变探针同时结合该个体称为（　　）
    A. 正常个体   B. 患者   C. 杂合体
    D. 无法判断   E. 以上都不是

58. 性染色质检查辅助诊断下列哪种疾病（　　）
    A. 常染色体数目畸变　　　　B. 常染色体结构畸变　　C. 性染色体数目畸变
    D. 性染色体结构畸变　　　　E. 性染色体数目畸变和结构畸变

59. 用人工合成的核苷酸探针进行基因诊断,下列哪条是错误的（　　）
    A. 已知正常基因和突变基因核苷酸顺序
    B. 需要一对核苷酸探针
    C. 探针与正常基因互补
    D. 不知道待测基因的核苷酸顺序
    E. 一对探针杂交条件相同

60. 羊膜穿刺的最佳时期是（　　）
    A. 孕7~9周　　　　　　　B. 孕8~16周　　　　　C. 孕16~20周
    D. 孕以后20周　　　　　　E. 孕以后30周

61. 多态性标记常常用于遗传病的诊断中,以下哪种不属于多态性标记（　　）
    A. RFLP　　　　　　　　B. RNTR和STR　　　　C. SNP
    D. 外显子　　　　　　　　E. 以上都不是

62. 关于利用分子杂交进行基因诊断的主要方法,以下哪项不对（　　）
    A. ASO　　　　　　　　　B. Southern印迹杂交　　C. RFLP连锁分析
    D. PCR-SSCP分析　　　　 E. 以上都不是

63. 遗传病的临床诊断需要病史调查,以下哪一个不属于（　　）调查史
    A. 家族史　　　　　　　　B. 婚姻史　　　　　　　C. 生育史
    D. 工作史　　　　　　　　E. 流产史

64. 以下哪种检查不是遗传病主要实验室检查项目（　　）
    A. 细胞遗传学检查　　　　 B. 生化检查　　　　　　C. 基因诊断
    D. 皮纹分析　　　　　　　E. 产前诊断

65. 以下哪种细胞不能作为染色体检查标本（　　）
    A. 羊水脱落细胞　　　　　B. 绒毛细胞　　　　　　C. 外周血白细胞
    D. 外周血红细胞　　　　　E. 肝细胞

66. 以下哪种不是基因诊断的主要方法（　　）
    A. 分子杂交　　　　　　　B. PCR　　　　　　　　C. PCR-SSCP
    D. PCR-STR　　　　　　 E. 火箭电泳

67. 进行染色体检查的指征不包括（　　）
    A. 生育过染色体患儿的孕妇　B. 近亲结婚　　　　　　C. 年龄大于35岁的孕妇
    D. 原因不明的自然流产妇女　E. 以上都不是

68. 不能用生化检查确诊的疾病是（　　）
    A. 分子病　　　　　　　　B. 遗传性代谢缺陷　　　 C. 免疫缺陷
    D. 染色体病　　　　　　　E. 多基因病

69. 从我国目前情况,以下哪科医生或人员不作为遗传咨询门诊的主要临床医生（　　）
    A. 儿科医师　　　　　　　B. 妇科医师　　　　　　C. 医学遗传学

D. 眼科医生 E. 以上都不是

70. 以下哪种情况不属于遗传携带者（　　）
    A. 显性致病基因未显者 B. X 连锁隐性基因携带者
    C. 延迟显性者未发病时 D. X 连锁显性基因杂合子
    E. 以上都不是

71. 以下哪一项不是使用 B 超进行产前诊断的优点（　　）
    A. 对母体无创伤 B. 对胎儿无创伤 C. 简便
    D. 可直接观察胎儿表型改变 E. 大多数能在孕早期完成诊断

72. 某一特异标志染色体通常（　　）
    A. 只出现某一特定肿瘤 B. 出现在许多不同肿瘤
    C. 出现在人类所有肿瘤中 D. 不出现在肿瘤细胞中
    E. 以上都不是

73. PCR 技术中一个循环有三个阶段，以下哪一项不正确（　　）
    A. 预变性 B. 变性 C. 复性
    D. 延伸 E. 酶切

74. 以下哪一项不是遗传咨询的步骤（　　）
    A. 确诊 B. 估计再发风险 C. 告知
    D. 随访 E. 以上都不是

75. 关于携带检出方法，以下哪一项不正确（　　）
    A. 生化水平 B. 基因水平 C. 细胞水平
    D. 临床水平 E. 以上都不是

76. 遗传病预防的重要环节中不包括（　　）
    A. 新生儿筛查 B. 遗传咨询 C. 产前诊断
    D. 环境保护 E. 手术治疗

77. 以下哪种人不必做染色体检查（　　）
    A. 男性无精子症者 B. 女性不育者 C. 两性内外生殖器畸形者
    D. 异族通婚者 E. 原发闭经者

78. 以下关于系谱完整性的描述哪一项不对（　　）
    A. 至少有三代以上家族成员在内 B. 还应描述记录流产史
    C. 还应包括死产儿 D. 完整系谱中应包括早产儿
    E. 应进行正确的实验室检查

79. 关于肿瘤抑制基因，以下哪一个描述不正确（　　）
    A. 其产物抑制细胞增殖 B. 对细胞增殖起负调节作用
    C. 抑制肿瘤的转移和浸润 D. 存在于正常人体中
    E. 如果发生缺失，可能引发肿瘤

80. 以下关于探针来源的描述，哪一种不对（　　）
    A. 可从基因组中分离制备 B. 可从 mRNA 反转录得到 C. 可人工合成
    D. 以上三个来源都可以 E. 可从 mRNA 获得

B 型题

A. 核型分析   B. 性染色体检查   C. 酶活性检测
D. 核苷酸探针直接分析法   E. RFLP 分析法

1. Turner 综合征除了做染色体检查之外,还可用来进行辅助诊断的是(　　)
2. 习惯性流产者常进行哪项检查(　　)

A. 胎儿镜检查   B. B 型超声扫描   C. 绒毛取样
D. 羊膜穿刺取样   E. 以上都不是

3. 怀疑胎儿为无脑儿,且孕妇有先兆流产的倾向,应采取什么措施进行产前检查,应采取(　　)
4. 孕期 17 周时需为胎儿做细胞遗传学检查,应采取(　　)
5. 孕 8 周时用基因诊断技术为胎儿做产前诊断,应采取(　　)

A. 肝癌   B. 视网膜母细胞瘤   C. 布卡姆综合征
D. 糖尿病   E. 以上都不是

6. 以上哪种病是家族性癌(　　)
7. 以上哪种病属遗传性肿瘤(　　)
8. 以上哪种病属染色体不稳定综合征(　　)
9. 以上哪种病不是体细胞遗传病(　　)
10. 以上哪种病以常染色体隐性方式遗传(　　)

A. 染色体检查   B. 生化分析   C. 产前基因诊断
D. B 超检查   E. 以上都不是

11. 对习惯性流产者首先应考虑哪种检查(　　)
12. 对生过一个 DNA 患儿的孕妇应该进行(　　)
13. 对疑为苯丙酮尿症的人可取其肝组织进行(　　)
14. 对生过无脑儿的孕妇可进行产前(　　)

A. RFLP 连锁分析法   B. ASO 法   C. Southern 印迹杂交法
D. PCR-SSCP 分析   E. 以上都不是

15. 以上哪种基因诊断方法是属间接诊断(　　)
16. 以上哪种基因诊断方法,既属直接诊断法,也属于间接诊断法(　　)

A. 基因及突变类型均不知的单基因患者
B. 点突变类型已知的致病基因杂合子
C. 倒位携带者   D. 罗代易位携带者   E. 以上都不是

17. 以上哪种人会生出 21-三体患儿(　　)

18. 以上哪种人可采用直接诊断法进行基因诊断（　　）
19. 以上哪种人可采用间接诊断法进行基因诊断（　　）

  A. Turne 综合征   B. Burkitt 淋巴瘤   C. 无脑儿
  D. Huntington 综合征 E. 以上都不是

20. 以上哪种病可通过核型分析确诊（　　）
21. 以上哪种病可进行核型分析辅助诊断（　　）
22. 以上哪种病可进行产前 B 超检查防止患儿出生（　　）

  A. RFLP   B. STR   C. SNP
  D. 小卫星 DNA   E. 以上都不是

23. 以上哪种遗传标记属第一代遗传标记（　　）
24. 以上哪种遗传标记属第三代遗传标记（　　）
25. 以上哪种遗传标记是目前最经济、最有价值的标记（　　）

九、参考答案

填空题

1. 产前诊断,症状前诊断,现症病人诊断　2. 细胞遗传学检查,生化检查,基因诊断　3. 同种疾病的历史　4. 染色体检查,性染色质检查　5. 细胞水平,生化水平,基因水平　6. 探针,限制性内切酶　7. 正常个体,患者,携带者　8. 产前诊断　9. 直接观察胎儿的表型改变,染色体检查,生化检查　10. X 线检查,胎儿镜检查,B 型超声检查

是非题

1. T　2. T　3. T　4. T　5. F　6. T　7. T　8. T　9. T　10. T
11. F　12. F　13. F　14. F　15. F

选择题

A 型题

1. D　2. B　3. B　4. A　5. C　6. A　7. A　8. E　9. C　10. C
11. A　12. A　13. D　14. D　15. B　16. C　17. C　18. B　19. A　20. A
21. B　22. C　23. A　24. D　25. C　26. B　27. C　28. B　29. E　30. E
31. E　32. C　33. C　34. A　35. A　36. C　37. D　38. D　39. C　40. A
41. A　42. D　43. D　44. D　45. B　46. A　47. A　48. E　49. A　50. C
51. D　52. D　53. A　54. B　55. E　56. D　57. B　58. C　59. D　60. C
61. D　62. D　63. D　64. D　65. D　66. E　67. B　68. D　69. D　70. C

71. E   72. A   73. E   74. E   75. E   76. E   77. D   78. E   79. C   80. E

B 型题

1. B   2. A   3. C   4. D   5. C   6. A   7. B   8. C   9. D   10. C
11. A 12. C 13. B 14. D 15. A 16. D 17. D 18. B 19. A 20. A
21. B 22. C 23. A 24. C 25. B

第九章 遗传病的预防

一、本章学习目标

学习遗传病预防的主要环节,并加深对遗传病预防的了解。掌握遗传病预防的主要环节和遗传咨询的概念、方法和步骤。
1. 掌握遗传咨询的概念。
2. 掌握遗传病预防的主要环节。
3. 掌握携带者的概念。
4. 了解遗传咨询的种类。
5. 熟悉遗传病再发风险的估计。

二、学习重点内容

遗传病的预防主要注意下面几个环节:环境保护、遗传携带者的检出、遗传咨询、婚姻指导及选择性流产以及症状出现前的预防。

(一) 遗传病的预防

1. 环境保护　随着工农业生产的发展,环境污染与日俱增。大量废水、废气、废渣正严重威胁着人类健康,并已造成一定危害,因为环境污染不仅会直接引起一些严重的疾病(如砷、铅和汞中毒及其他职业病),而且会造成人类的遗传物质的损害而影响下一代,造成严重后果。

环境污染对人类遗传的危害主要有下述几个方面:

(1) 诱发基因突变:能诱发基因突变的因素称诱变因素或诱变剂(mutagen)。除了电离辐射有强烈的诱变作用以外,食品工业中用以熏肉、熏鱼的着色剂、亚硝酸盐以及用于生产洗衣粉的乙烯亚胺类物质、农药中的除草剂,杀虫的砷制剂等都是一些诱变剂。

(2) 诱发染色体畸变:可诱发染色体畸变的物质称染色体断裂剂(clastogen)。如上述的乙烯亚胺;药物中的烷化剂如氮芥、环磷酰胺等,核酸类化合物如阿糖胞苷、5-氟尿嘧啶等;抗叶酸剂如甲氨蝶呤;抗生素如丝裂霉素C、放线菌素D、柔红霉素;中枢神经系统药物如氯丙嗪、甲丙氨酯等;食品中的佐剂如咖啡因、可可碱等都是染色体断裂剂。一些生物因素如病毒感染也可引起染色体畸变,应该特别注意的是电离辐射除有诱变作用以外,也是强烈的诱发染色体畸变的因素。

(3) 诱发先天畸形:作用于发育中个体体细胞能产生畸形的物质称为致畸因子或致畸剂(teratogen)。致畸因子虽已提出过很多,但有足够证据而公认的致畸因子并不多

(表9-1)。一般在胚胎发育的第20~60天是对致畸因子的高度敏感期,此期应特别注意避免与上述因子接触。

综上所述,环境污染造成的公害影响是严重而深远的。因此,做好"三废"的妥善处理,避免超剂量接触电离辐射、诱变剂和致畸剂,宣传戒烟、戒酒(已证明酒精和尼古丁对生殖细胞有损伤作用),对各种新化学产品在出厂前进行严格的诱变作用检测,并对其使用进行必要的限制,这种综合的"环境保护"措施,对防止可能造成的遗传损伤是十分重要的。

表9-1 较公认的致畸因子及其对人体发育的影响

类别	致畸因子	所致畸形
病毒	风疹病毒	先天性心脏病,白内障,耳聋
	巨细胞病毒	智力低下
电离辐射		小头畸形
药物	沙利度胺	无肢症或海豹畸形
	甲氨蝶呤	各种躯体畸形,包括脑发育不全,头发上卷,宽鼻梁,低位耳
	黄体酮	女胎男性化
	酒精	生长迟缓,智力低下,小头畸形,短眼裂
	抗惊厥药	躯体和智力发育迟缓,眼距宽,低位耳,指甲或指骨发育不良

2. 遗传携带者的检出 遗传携带者(genetic carrier)是指表型正常,但带有致病遗传物质的个体。与单基因隐性遗传中的携带者相比,这里的携带者概念已经扩大,具体指:①携带有隐性致病基因,本人表现正常的个体;②携带有显性致病基因,但没有外显的正常个体;③携带有致病基因,迟发个体;④染色体平衡易位或倒位的个体。

(1) 携带者的检出的意义:对遗传病的预防具有积极的意义。虽然许多隐性遗传病的发病率并不高,但人群中的杂合子(携带者)的频率却相当高。检出这些携带者对于指导他们的婚姻和生育,防止遗传病患儿的出生具有重要意义。染色体平衡易位或倒位的正常个体,出生染色体不平衡患儿的可能性较大,检出这些个体同样具有重要意义。如果在某一个群体中某种遗传病的发病率较高,则进行携带者筛查具有较大的意义。但是在实际工作中,由于大多数遗传病的发病率较低,大面积的筛查至少目前还不现实,所以大多数携带者的检查是在已经出现遗传病患者的家系中进行,通过家系成员血缘关系和检测分析,确定携带者,再针对性地检查携带者的配偶,进行生育指导。

(2) 携带者的检出方法:大致可分为临床水平、细胞水平、酶与蛋白质水平和基因水平。

(3) 酶与蛋白质的检查基础是根据基因剂量效应的理论:即杂合子的基因表达水平应该是介于两类纯合子(AA与aa)之间,也就是说为正常人的一半。但是由于基因表达受多种体内外因素的调控,加上检测技术的原因,使得许多杂合子携带者仍不能用这种方法。对于酶与蛋白质的检测,大致存在三种情况:①基因表达完全决定基因数量,例如过氧化氢酶血症,杂合子红细胞中的过氧化氢酶含量为正常人的一半。对于有些遗传病,酶活性虽然是正常人的一半,但不一定是杂合子,有些酶的变异体活性表现出"正常人"的一半,但该个体却是纯合子,例如半乳糖-1-磷酸尿苷转移酶的Duarte型就是这样。②只能查出部分杂合子,因为在人群中,杂合子基因表达量的分布与纯合子有重叠,如G-6-PD缺乏症。③不能依靠这种方法检查出杂合子。

1) 临床水平的检查:只能提供线索,不能确诊。例如部分血友病基因的杂合子具有损伤后轻度出血倾向;有些红细胞酶缺陷的携带者具有轻度溶血性贫血表现。

2) 细胞水平的检测:包括染色体检查、细胞培养和组织化学测定等。

3) 基因诊断对单基因病携带者的检查具有独特的优势,它直接检测等位基因类型,或检测与致病基因紧密连锁的具有多态性的遗传标记,从而能够准确判断携带者,该方法是检测携带者技术的发展方向。

3. 新生儿筛查(neonatal screening)　是出生后预防和治疗某些遗传病的有效方法。一般采取脐血或足跟血的纸片进行。选择的病种应考虑下列条件:①发病率较高;②有致死、致残、致愚的严重后果;③有较准确而实用的筛查方法;④筛出的疾病有办法防治;⑤符合经济效益。

有些国家已将此项措施列入优生的常规检查,筛查的病种达12种。我国这项工作刚起步。某些地区在进行,列入筛查的疾病有PKU、家族性甲状腺肿、G-6-PD缺乏症(南方)。对检出的患儿进行了预防性治疗,都取得了满意的效果。

4. 婚姻指导及生育指导　对遗传病患者及其亲属进行婚姻指导及生育指导,必要时选择结扎手术或终止妊娠,可防止患儿出生,减少群体中相应的致病基因。

(1) 婚姻指导:常染色体显性遗传病能致死、致残、致愚者,其下代患病风险达50%,不宜结婚是显而易见的。隐性遗传病杂合子间的婚配,是生育重型遗传病患儿的最主要来源,因此必须劝阻两个杂合子间的结婚。在尚无条件进行杂合子检测时,则应尽量避免近亲结婚,因为一种致病基因在亲属中的频率大大高于一般人群,故近亲结婚双方遗传病杂合子的机会大增。例如,苯丙酮尿症群体中的杂合子频率为1/50,则非近亲婚配出生纯合子患儿的概率为$1/50 \times 1/50 \times 1/4 = 1/10\,000$,如为表兄妹结婚则出生患儿的概率为$1/50 \times 1/8 \times 1/4 = 1/600$,则非近亲婚配者相差约6倍。发病率越低的隐性遗传病近亲结婚生育患儿的比率较非近亲结婚者越高。据世界卫生组织调查,非近亲婚配婴儿死亡率为24‰,而近亲婚配为81‰,约高3倍多。因此,我国婚姻法第二章第6条规定"血缘亲属及第三代以内的旁系亲属间不能结婚",这是符合优生原则的。

(2) 生育指导:对已婚的在优生法规中指定的遗传病患者,以及明确双方为同一隐性遗传病的携带者而又不能进行产前诊断时,最好动员一方进行绝育,如果母亲已怀孕则应进行产前诊断,确定胎儿的性别和疾病情况,进行选择性流产(selective abortion)。例如已知孕妇为A型血友病携带者,女胎表型应为正常(其中50%为杂合子),但男胎是患儿的概率为50%。在无条件确定胎儿是否患儿时,最好仍进行男胎流产。随着产前诊断方法不断改进,选择性流产的针对性将日益增强。

5. 症状出现前预防　有些遗传病常需在一定条件下才发病,例如,家族性结肠息肉,在中年以前常无不适,但到40~50岁,则易发生癌变;大多数红细胞G-6-PD缺乏症患者在服用抗疟药、解热止痛剂或进食蚕豆等之后才发生溶血。对诸如此类的遗传病,若能在其典型症状出现之前尽早诊断,及时采取预防措施,则常可使患者终生保持表型正常。

(二) 遗传咨询

遗传咨询(genetic counselling)也称"遗传商谈",它应用遗传学和临床医学的基本原理和技术,与遗传病患者及其亲属以及有关社会服务人员讨论遗传病的发病原因、遗传方式、诊断、治疗和预后等问题,解答来访者所提出的有关遗传学方面的问题,并在权衡对个人、家庭、社会的利弊的基础上,给予婚姻、生育、防治、预防等方面的医学指导。目的是确定遗传病患者和携带者,并对其后代患病的危险率进行预测,以便商谈应采取的预防措施,减少遗传病患儿的出生,降低遗传病的发病率,提高人群遗传素质和人口质量。20世纪70年代以来,遗传咨询不但已受到社会各个方面的重视,而且在欧美、日本等国都建立了遗传咨询专门机构,我国近年来在长沙、北京、上海、南京等地都建立了遗传咨询门诊,为人们解答了疑问,诊断、预防各种遗传隐患,提高人口素质做出了贡献。

1. 遗传咨询的临床基础

(1) 遗传咨询的种类及内容

1) 婚前咨询:主要涉及的问题是:①本人或对方家属中的某种遗传病对婚姻的影响及后代健康估测;②男、女双方有一定的亲属关系,能否结婚,如果结婚对后代的影响有多大;③双方中有一方患某种疾病,能否结婚,若结婚后是否传给后代。

2) 产前咨询:是已婚男女在孕期或孕后前来进行咨询,一般提出的问题是:①双方中一方或家属为遗传病患者,生育子女是否会得病,得病机会大小;②曾生育过遗传病患儿,再妊娠是否会生育同样患儿;③双方之一有致畸因素接触史,会不会影响胎儿健康。

3) 一般咨询:常遇到的问题是:①本人有遗传病家族史,这种病是否会累及本人或子女;②习惯性流产是否有遗传方面原因,多年不孕的原因及生育指导;③有致畸因素接触史,是否会影响后代;④某些畸形是否与遗传有关;⑤已诊断的遗传病能否治疗等等。

(2) 遗传咨询门诊和咨询医师:遗传咨询一般是在遗传医学中心和综合性医院附设的遗传咨询门诊进行。遗传咨询是一项复杂的工作,要有效地进行整个咨询过程,需要有较高素质的医生,遗传咨询医师应该:①对遗传学的基本理论、原理、基本知识有全面的认识与理解。②掌握诊断各种遗传病的基本技术,包括临床诊断、酶学诊断、细胞遗传学诊断和基因诊断等技术。③能熟悉地运用遗传学理论对各种遗传病进行病因分析,确定遗传方式,并能区分出是上代遗传而来还是新产生的突变;由于常染色体显形遗传病的复杂性,能区分出外显不全,表现度不一致和发病年龄不一等问题;对各种遗传病进行再发风险的计算等。④需要掌握某些遗传病的群体资料,包括群体发病率,基因频率,携带者频率和突变率,才能正确估计复发风险。⑤对遗传病患者及其家属在咨询商谈的过程中热情、耐心,具有同情心,进行详细的检查,正确的诊断,尽可能给予必要的诊疗。对患者及其家属耐心地从心理上给予开导,帮助患者减轻痛苦和精神上的压力。

由于遗传病的多样性和复杂性,不论是遗传病的诊断、治疗、预后、再发风险的计算,还是对某一对策的选择与执行,都不是某一位临床医师所能承担的。所以,这里所说的遗传咨询医师是指由临床各科医生与医学遗传学专家人员共同组成一支队伍,共同来承担这一工作。

(3) 有一定条件的实验室和辅助检查手段:实验室除一般医院常规化验外,还应有细胞遗传学、生化遗传学及分子遗传学等方面的检测。辅助性检查手段包括X线、超声诊断、心电图、脑电图、肌电图、各种内镜、造影技术、断层扫描等。

(4) 有各种辅助性工作基础:例如病案的登记,特别是婚姻史、生育史、家族史(包括绘制系谱图)的记录和管理;产前诊断必需的绒毛、羊水、胎血采集技术的配合;以及处理阶段所需的避孕、流产、绝育、人工授精等手段。

2. 遗传咨询的主要步骤

(1) 准确诊断:是遗传咨询的第一步,也是最基本和很重要的一步。因为只有准确确定诊断,才能了解病因、预后与治疗,同时准确诊断也能为分析遗传方式与计算再发风险打下基础。

遗传病的诊断主要是通过病史、家族史的咨询和调查来绘制系谱图,再通过临床诊断,染色体检查,生化与基因诊断,杂合体检查,皮纹检查及辅助性器械检查等方法,尽力做出明确的诊断。

(2) 确定遗传方式:大多数遗传病的遗传方式是已知的,因此确定诊断后,随之也就能了解该病的遗传方式。但对于有拟表型和遗传异质性的疾病,通过家系调查,分析遗传方式,是遗传咨询中极为重要的不可缺少的步骤。例如两例视网膜色素变性患者,一例在连续几代的垂直传递中,有父-子传代,可确定为常染色体显形遗传;另一例为女性患者,父母正常,但为表兄妹通婚,其兄妹俩人中已有一人发病,则极可能为常染色体隐性遗传。

(3) 对再发风险的估计:不同种类的遗传病,其子代的再发风险率均有其各自独特的规律,在明确诊断,确定遗传方式以后,就可分别计算再发风险率。再发风险率的估计是遗传咨询的核心内容,也是遗传咨询门诊有别于一般医疗门诊的主要特点。

再发风险的估计一般遵循下列原则:染色体病和多基因病以其群体发病率为经验危险率,只有少数例外。单基因病则根据孟德尔规律做出再发风险的估计。

染色体是遗传物质的载体,其数目和结构的相对稳定是个体基因组的完整,结构和功能表达正常的保证,更是维持生物遗传性状相对稳定的基础。染色体病一般均为散发性,其畸变主要发生在亲代生殖细胞的形成过程中,因此再发风险率实际上就是经验危险率或称群体发生率。临床上很少见到一个家庭中同时出现2个或2个以上染色体病患者。

然而,也有一些例外的情况,如双亲之一为平衡易位携带者或嵌合体,子代就有较高的再发风险率。下面以易位型Down综合征为例说明之。例如父亲或母亲的染色体核型是45,XX(XY),-14,-21,+t(14q;21q),由这种核型所产生的生殖细胞与正常生殖细胞形成受精卵时,可产生6种不同的核型。其中21单体型和14单体型是致死的;14/21易位型14-三体综合征也很少能成活;剩下的要么是平衡易位携带者,要么是正常个体,且理论上各占1/3。但实际上14/21易位型21-三体型综合征的出生率要低于上述理论值,原因可能与自发流产有关,另外,母亲是平衡易位携带者,其子代风险要高于父亲是平衡易位携带者,原因可能在于母亲每月只排出1个卵细胞,不像精子存在机遇。

还有应注意的是大多数三体综合征的发生与母龄呈正相关,即随着母亲年龄增大,三体综合征的再发风险率也随之增大。这主要由于35岁以上的妇女的卵巢开始退化,从而导致卵细胞形成过程中高发染色体不分离之故。

(三) 单基因病复发风险的估计

1. 常染色体显性遗传 在一般情况下,AD患者多为杂合子,AD遗传子女的再发风险率为50%,已生育一胎患儿后,以后再生弟妹发病的风险率也为50%,没有发病的子女其后代通常不发病。若外显率为 K，则子女患病概率为 1/2K。例如，视网膜母细胞瘤的外显率为 70%，按此公式计算，生育患儿的概率为 1/2×0.70＝0.35(35%)；遗传携带者(此处指携带显性基因而不表现的个体) 为 1/2(1-K) 即 0.15(15%)。一般认为常染色体显性遗传病患者的子女如不发病，提示不带有致病基因，其后代也不会发病。但如果该疾病外显不全，临床上没有表现的子女，可能仍带有致病基因，其子代也仍有发病可能。在进行遗传咨询时应充分考虑这一点。

2. 常染色体隐性遗传　只有当父母双方均为携带者时，子女才有 25% 的概率患病，如已生育一个或几个患儿，再发风险仍为 25%。一般在小家系中，呈散发性，大家系中可见到同时患病的同胞，患者的子女一般不发病，在少数情况下可能发病，取决于患者的配偶。①患者的配偶如为正常的纯合子，则子女均为杂合子，为外表正常的隐性致病基因的携带者。②患者的配偶如为杂合子，则子女有 50% 的再发风险率，杂合子由于临床上不呈现疾病，因此与正常人很难区别，如杂合子频率较高，在遗传咨询时若不予考虑，则可能造成推算再发风险率的错误。人群中杂合子的频率可根据群体患病率算出。大多数常染色体隐性遗传杂合子目前还不能检出，人们只能通过家系分析来估算某个杂合子的概率。③患者配偶如为同类疾病患者，则其子代通常均会发病。在医学遗传学文献中，曾有两个常染色体隐性遗传病的同病患者结婚，但有子代不发病的报道，例如白化病、Usher 综合征、先天性聋哑等。主要原因是这些疾病具有遗传异质性，因此两个病理基因的纯合子，如在不同基因座上，则其子代在每一基因座上均为杂合子，故不会呈现疾病。近亲婚配，患常染色体隐性遗传病的危险率将明显增大。

3. X 连锁隐性遗传　临床上常见的情况为杂合子女性与正常男性婚配，后代中男孩有 1/2 可能患病，女孩不发病，但有 1/2 为携带者；正常女性与男性患者婚配，后代中男孩均不患病，女孩均为携带者。

女性杂合子是患者致病基因的主要来源，因此检出杂合子，对于预防遗传病的发生具有重要意义。某些 X 连锁隐性遗传病已有杂合子检出方法。此外，通过家系分析，也可提供线索。严重的 X 连锁隐性遗传病一般仅见于男性，因此再生男孩时的再发风险率如较高，可在怀孕时做产前诊断，判断性别。如胎儿为女性，一般不会发病，可以生育；如胎儿为男性，有 1/2 机会发病，可中止妊娠。在可以做基因诊断的疾病，即使是男性胎儿，如产前诊断结果患儿的基因型正常，仍可让胎儿出生。

4. X 连锁显性遗传　X 连锁显性遗传病较少见，发病率女性大于男性，但女性患者症状轻，男性患者与正常女性婚配所生子女中，男孩都正常，女孩都发病；女性患者与正常男性婚配所生子女各有 1/2 可能发病。

5. Bayes 定理　在遗传病再发风险率评估中的应用，Bayes 定理在遗传咨询中的应用，主要是在双亲之一或双方的基因型未知的情况下，估计未发病子女或以后出生子女的再发风险率，从而使遗传咨询结果更为准确。在遗传咨询中应用 Bayes 定理，关键是掌握各种单基因遗传病的遗传规律，熟练地运用孟德尔定律，熟悉各种遗传方式在不同组合下亲代与子代的关系，并应具有分析推理能力，善于思考各种情况下的因果关系，运用概率论于医学遗传学的领域，对每一实例做出判断。因此，数字头脑、思考分析能力与单基因遗传规律是运用 Bayes 定理的必要准备。概率是可能性或机会的定量计量。按照 Bayes 定理，遗传咨询中的几率计算可分前概率、条件概率、联合概率和后概率几个层次。由于后概率除前概率外，还包括了其他信息，所以更为精确，是用以作为遗传咨询的主要依据。

6. 提出对策和措施　计算出再风险率后，就可在此基础上对遗传病患者及其家属提出对策和措施，供其参考与选择。这些对策包括：①产前诊断：在先证者所患遗传病较严重且难于治疗，再发风险高，但患儿父母又迫切希望有一个健康的孩子的情况下，可运用产前诊断，进行选择生育；②冒险再次生育：在先证者所患遗传病不太严重且只有中度再发风险（4%~6%）时，可以做出此项选择；③不再生育：对一些危害严重、致残的遗传病，目前尚无有效疗法，也不能进行产前诊断，再次生育时的再发风险很高，宜采取这种对策；④过继或认领：对一些危害严重且致残或致死的遗传病，目前无治疗方法，再发风险高，又无产前诊断手段，但咨询者又迫切希望有一个健康的孩子，可采取这种对策；⑤人工授精：一对夫妇婚后生出了严重的常染色体遗传病患儿，或丈夫患严重的常染色体遗传病，或丈夫为染色体易位的携带者，而且已生出了遗传病患儿，再次生育时再发风险高，又无产前诊断方法，这时可采取对策；⑥借卵怀胎。如果第5项中的情况发生于一对夫妇中的妻子，可由供卵者提供卵子，与丈夫的精子在体外进行人工授精，再植入妻子的子宫中，可望得到一个健康的孩子。

以上只是咨询医师提出可供咨询者选择的若干方案，并要陈述各种方案的优缺点，让咨询者做出选择，而咨询医师不应代替咨询者做出决定。因为在处理方法上往往存在多种选择，各有利弊，而这种选择又必须适应社会、家庭及个人的不同要求。如果医师将某种方法强加于人，必然会引起不愉快的后果。

7. 随访和扩大咨询　为了确证咨询者提供信息的可靠性，观察遗传咨询的效果和总结经验教训，有时需要对咨询者进行回访，以便改进工作。如果从全社会或本地区降低遗传病发病率的目标出发，咨询医师应利用随访的机会，在扩大的家庭成员中，就某种遗传病的传递规律、有效治疗方法、预防对策等方面，进行解说、宣传，了解家庭其他成员是否患有遗传病，特别是查明家庭中的携带者，可以扩大预防效果。

在扩大的家庭遗传咨询（expanded familial genetic counseling）中，确认携带者是一个关键的问题，对XR病，染色体易位疾病的预防，更有决定性的作用。例如，XR病中，假肥大型肌营养不良（DMD）是一种致残和致死的疾病。一位妇女生出了DMD患儿，如果家庭中再无DMD患者，她不一定是携带者，因为这个患儿更可能是经突变而新生的。如果她的兄弟之一或是肯定携带者，婚后将有生出DMD患儿的风险。为了预防DMD在这个家庭中的发生，凡有可能携带者的人都应做磷酸肌酸激酶（CPK）活性检查或是DNA的检测，如果证实并非携带者，将来就不会生DMD患儿的风险；如果确认为携带者，将来婚后生育时应做产前诊断，保留女胎，选择性流产男胎，即可以预防该病在这个家庭中的发生。

三、英 语 词 汇

genetic counselling　遗传咨询　　　　　teratogen　致畸剂
genetic carrier　遗传携带者　　　　　　mutagen　诱变剂
neonatal screening　新生儿筛查　　　　selective abortion　选择性流产

四、名词解释

1. 遗传咨询:是指由临床医生和遗传学工作者解答遗传病患者及其家属提出的有关遗传性疾病的病因、遗传方式、诊断、治疗及预防等问题,估计患者的子女再患某病的概率,并提出建议及指导,以供患者及其亲属参考。
2. 携带者:是指表型正常,但带有致病遗传物质的个体。
3. 致畸剂:是指作用于发育中个体体细胞能产生诱发先天畸形的物质称为致畸因子或致畸剂。

五、问 答 题

1. 什么是遗传咨询？遗传咨询的意义是什么？

答:遗传咨询是家庭中预防患儿出生的有效方法之一,是由临床医生和遗传学工作者解答遗传病患者及其家属提出的有关遗传性疾病的病因、遗传方式、诊断、治疗及预防等问题,估计患者的子女再患某病的概率,并提出建议及指导,以供患者及其亲属参考。其主要步骤包括:①准确诊断;②确定遗传方式;③对再发风险的估计;④提出对策和措施;⑤随访和扩大咨询。

遗传咨询的意义在于减轻患者身体和精神上的痛苦,减轻患者及亲属的心理压力,帮助他们正确对待遗传病,了解发病概率,采取正确的预防、治疗措施;降低人群遗传病的发生率,降低有害基因的频率,及减少传递机会。

2. 简述携带者检出的意义及主要方法？

答:携带者就是表型正常但遗传物质异常的个体,包括隐性遗传病的杂合子,染色体平衡易位的个体、倒位染色体的携带者等。携带者本身的表型是正常的,但他们却可以将有害基因传递下去。当他们生育后代时便可能有患儿出现。因此,检出携带者是非常必要的,对预防遗传病有着重要意义。携带者的检出方法包括临床水平、细胞水平、生化水平和基因水平四大类。

3. 遗传咨询门诊来了一位26岁妇女,她生过一个易位型21-三体患儿,请问她再生这种孩子的风险。

答:对此病人需先核实患儿核型是否21-三体性。如果证实核型为47,XX(XY),+21,则其再发风险为1/650~1/1000。如果此妇女已32岁则再发风险会增加至1/1000(即6倍到10倍)。又如发现母亲为易位型携带者,则风险率大大增高,此时应嘱该妇女做绒毛、羊水细胞的产前细胞遗传学诊断。

4. 某男性,38岁,两次结婚,第一妻妊娠8次均于妊娠2个月左右流产,故离婚,与第二妻婚后,女方受孕亦均在3个月内流产,要求明确流产原因及是否能再妊娠前来咨询。

答:本例显然是男方问题,特别是因为在询问病史中得知其第一妻与其离异后再婚生育正常。在3个月内自然流者50%的病因是由于染色体异常,特别是男方原因引起的更是如此,故首先检查了男女双方核型。女方核型正常,男方有13号染色体间的平衡易位

t(13q;13q)。这类完全的罗氏易位携带者有 5 种:t(13q;13q);t(14q;14q);t(15q;15q);t(21q;21q)及 t(22q;22q)。由于这类易位不能形成正常的配子,故不可能有正常的后代,这时应劝男方做绝育术,如双方同意可进行人工授精领养。如果是非同源罗氏平衡易位,如t(13q;13q)等,则仍有 3/4 的机会生产畸形儿、流产或生育同样的携带者,危害后代极大,也应劝阻再次妊娠。

5.一对新婚夫妇,由于女方的弟弟患有苯丙酮尿症(PKU),婚后生育 PKU 患儿的风险如何前来咨询。

答:此例应首先证实女方弟弟是否确为 PKU 患者,因高苯丙氨酸血症伴尿中苯丙氨酸旁路代谢产物增多有高度异质性,至少有 8 种类型,故先要确诊其为经典的苯丙氨酸羟化酶缺乏的 PKU。如果证实,则其父母应为杂合子携带者。这对夫妇女方为携带者的概率为 2/3,男方为携带者的概率可从我国 PKU 人群发病率计出。根据国内 11 省、市新生儿筛查资料,PKU 发病率为 1∶16 500,由此算出基因频率约为 0.0078,携带者的频率为 1/65(2pq),故生育患儿风险为 1/65×2/3×1/4 = 1/390,风险率不高。如果风险率高者,比如一对夫妇已生育过 1 例 PKU 患儿要求再次妊娠时,风险率则高达 1/4。此时,一方面应向求诊者说明再次生育患儿的危险性;同时也可告知目前我国已能应用聚合酶链反应(PCR)结合寡核苷酸探针技术对我国已发现的 11 种 PKU 点突变(约占 70%病例)进行产前诊断,提供咨询者选择。

6.一对夫妇生了一个严重先天性聋哑患儿,此患儿呈单纯聋哑而无其他异常表现,他们前来咨询如果再生育出现聋哑儿的机会多少?

答:聋哑是非常复杂的症候群,有遗传性的,也有环境因素引起的;有先天性的,也有迟发的;有单纯性的,也有合并其他畸形的;有完全性的。也有不完全性的。所以对待这种情况,请耳鼻喉科专家会诊明确初步诊断是明智的。据估计耳聋发病率约为 0.1%,与遗传病因素有关的病因达 127 种以上,有高度的遗传异质性。先天性耳聋属常染色体隐性遗传者占 75%左右,常染色体显性遗传者占 3%,其他原因不明者中相当一部分为多基因遗传,占 20%,X 连锁遗传者罕见(2%以下)。在确定上述遗传因素前还要仔细排除环境因素,诸如风疹、胆红素脑病、脑膜炎等。例如父母正常又非近亲结婚,生育一例患儿,再发风险为 1/6,但如果生育了 3 个正常小孩,则再发风险可低于 1/6。本例父母正常又非近亲结婚,故再发风险应估计为 1/6。当然,如果患儿伴有其他症状,就应力求做出疾病或某种综合征的较为准确的诊断,再做再发风险的估计。

聋哑患者由于难觅对象经常与聋哑人结婚,如果大部分为常染色体隐性遗传来估计,他们的子女应全部为聋哑患者,但实际调查结果约 70%子女不发病,这是由于大多数父母携带者的是非等位隐性基因,因而出现双重杂合子而不发病的现象,因此对于父母聋哑的咨询应是谨慎的。尽管如此,他们生育聋哑子女的风险仍高达 30%,故应嘱绝育为好。

7.一对夫妇因生育了一个智力低下(mentalretardation,MR)的患儿前来就诊,咨询能否治疗?如再生育是否会出现同样情况?

答:本例是医生经常见到并十分棘手的问题,临床诊断常为"大脑发育不全"而无病因诊断。由于导致智力低下的原因非常多,而且许多原因又难以鉴别,所以比较合理的方法是抓

住那些主要原因,试图得出初步印象。这些原因有下列几方面:

(1) 染色体病:染色体病中,21-三体性是引起智力低下最常见的原因,占 MR 的 10% 左右。列第二位的是脆性 X 综合征。因此对智力低下的患儿做染色体检查是必要的。

(2) 单基因病:常染色体显性遗传(AK)的智力低下较少见,而常染色体隐性遗传(AR)的则较多见,如苯丙酮尿症、半乳糖血症、同型胱氨酸尿症、溶酶体贮积症(尤其是黏多糖病)、小头畸形等。这类疾病约占 MR 的 5% 左右。X 连锁隐性遗传病引起智力低下者首推 G-6-PD 缺乏症,导致新生儿黄疸诱发胆红素脑病,但在长江以北地区少见。

(3) 多基因病:这类疾病占 MR 的 15%~20%,但往往表现为轻至中度智力低下,双亲智商偏低。

(4) 环境因素:包括产伤、新生儿窒息缺氧、风疹、巨细胞病毒、致畸药物或毒物、宫内生长迟缓等。

所以对智力低下儿寻求咨询时,应先了解病史、生产史、家族史及检测智商(或根据自理生活能力、语言能力或学习成绩做智力初步判断),了解智力低下的程度,尽可能排除环境因素,最后根据伴发症状或体征做出拟诊。伴有形态学异常者必须做染色体检查。疑患遗传性代谢病者应做相应的生化学或分子遗传诊断。如果仍然找不出原因,就可能为多基因智力低下或其他未知病因。

咨询者最关心的是治疗问题,对于一些查明原因的代谢病如苯丙酮尿症、半乳糖血症、家族性甲状腺肿,可早期进行预防性治疗,"禁其所忌"效果很好。其次,咨询者关心的是再生育问题,应告知防治 MR 应首先着眼于围生期保健,特别是避免产伤、新生儿窒息、缺氧等情况;对父母中有 G-6-PD 缺乏者应及早查脐血,如发现婴儿 G-6-PD 缺乏应采取措施防止胆红素脑病出现;对染色体异常者,如要再生育则必须做产前细胞学诊断。

应该承认并向咨询讲清,目前大多数智力低下儿尚无有效的药物,故应对智商高低不同者分别加以处理:智商在 50~70 者可训练做简单性技术工作或进弱智学校;智商在 35~49 者只能生活自理;智商在 35 以下者,则只能由他人照顾和监护。至于再次生育的再发风险依不同疾病而定。如考虑为多基因遗传的,再发风险<50%,如已生育 2 个智力低下患儿则再发风险增至 10%,患儿二级亲属再发风险约为 1%。

8.某女性,22 岁,由于本人无月经,外生殖器发育异常,前来求诊,咨询是否可以结婚,婚后有无生育。

答:体检中发现该女性阴蒂肥大,呈龟头状,阴道末端与尿道同一开口,第二性征呈女性,乳房发育,腋毛与阴毛均呈女性分布,子宫、输卵管及卵巢可扪及。由于外生殖器特点及无月经应考虑两性同体的可能性,此时做染色体检查是必要的。因为两性同体分布真性与假性两类:真性具有两种性别表型,既有睾丸又有卵巢,核型多为 46,XY/46,XX 嵌合体,而男性假两性同体,即睾丸女性化综合征,核型为 46,XY,具有女性性征。本例核型检查结果为 46,XX/46,XY,结合临床表现诊断为真性两性同体。这类问题的处理宜极慎重,要充分考虑其性腺及外生殖器发育情况、年龄、社会性转化。在剖腹探查后发现左侧为卵睾,由于卵睾有可能恶性变,故建议切除,手术将阴道和尿道分开并做阴道成形术,这样婚后有正常性生活,并有可能妊娠。

9.一对夫妇曾生育过一个无脑儿,拟再生育,前来咨询是否会再生育先天性畸形儿。

无脑儿及脊柱裂的再发风险

患者	风险率(%)
一个同胞	5
两个同胞	12
一个二级亲属	2
一个三级亲属	1
双亲之一	4

单纯性无脑儿(不伴其他畸形)属多基因遗传病,其发病率在我国北方较高,与其他开放性神经管畸形一起统计可达1%以上,南方较少。其再发风险(包括其他开放性神经管缺损)为5%左右。如在其他亲属中有神经管缺损,则再发风险按表概率估计。

一般性的再发风险估计不会使咨询者满意,应告诉咨询者本病产前诊断的可行性及可靠性,以解除其精神压力。

10.一孕妇,10多年来一直在某化工厂工作,担心其将出生小孩会出现畸形,前来咨询。

答:人们往往因妊娠期接触过化学毒物,服用过某些药物,有病毒感染史或有从事与电离辐射有关工作的历史前来咨询,这是一类非常难以回答的问题。因为这些有害化学物质或射线的种类、剂量、接触及时间长短等都难以或无法估测。一般而言,已肯定能致畸的药物有:抗麻风药(如沙利度胺)、抗凝血药(如双香豆素乙酯)、酒精、抗癌药(甲氨蝶呤等)、抗精神病药(如锂化合物)、抗癫痫药(苯妥英钠)等。至于其他工业化学制品、激素类致畸效应尚未确定。感染如风疹、巨细胞病毒、肝炎病毒、弓形虫、梅毒都有可能引起畸胎。至于辐射则可有致突变或致染色体畸变效应。遇到这类咨询时,弄清下列问题对处理会有所助益。

(1) 接触的是哪种有害物质?接触时间长短?接触程度(密切接触或一般接触)?

(2) 妊娠的哪个时期接触过?因为妊娠的20-60天是高度敏感期,胎儿易受累,但2个月后胎儿敏感性迅速降低。

以上总是在大多数情况下是难以弄清的,即使咨询者能比较准确的回答您的问题,比如说,她在妊娠的4-5周患过风疹,今后她生育的小孩是否一定会出现先天畸形,亦甚难估计。故遇到这类问题只能根据以下原则处理:

(1) 如果服用或接触是不是以上已知的化合物或药物,也无上述已知能致畸病毒的感染(可由病原体的基因诊断而获得一定信息),接触射线也不是长期(特别是性腺),即使接触也不是胎儿的敏感期,这时可向咨询者讲明致畸可能性甚小的道理,消除其畏怯心理。

(2) 咨询者应脱离有害物质接触,如暂时或永久调换工种,或调换单位。

(3) 若为射线接触,可做外周血染色体检查、姊妹染色体交换率(SCE)测定或微核试验,以期获得是否照射过量的证据。

(4) 至妊娠14-24周做B超检查,可以发现胎儿外表畸形,甚至肠道或先天性心脏畸形。

六、填 空 题

1. 表型正常但带有致病物质的个体称为_____,他可以将这一有害的遗传信息传递给下一代。

2. 家族史即整个家系患_____。它应能够充分反映患者父系和母系各家族成员的发病情况。
3. 携带者的检出方法包括临床、_____、_____和_____4个水平。
4. 遗传病预防可采取综合性环境保护措施,其内容为_____。
5. 许多严重危害人类健康的常见病已经证明为遗传性疾病,例如_____、_____、_____等;医生将面临_____和_____遗传病的艰巨任务。
6. 目前临床较广泛用于遗传咨询和防治遗传病的重要方法是_____、_____。
7. 张某的叔父患苯丙酮尿症,张某如和他的姑表妹结婚,其子女中患苯丙酮尿症的风险为_____。
8. 父亲血型为ABM型,母亲血型为AMN型,其女儿血型为BM的概率为_____。

七、是 非 题

1. 遗传咨询一般是在遗传医学中心和综合性医院设的优生门诊进行(　　)
2. 遗传咨询医师是指临床各科医师或医学遗传学专家人员(　　)
3. 大多数遗传病的遗传方式是已知的,因此确定后,就能了解该病的遗传方式(　　)
4. 新生儿筛查一般只用血样作为材料(　　)
5. 只有父母双方均为携带者时,子女才有1/4的概率发病,如已生育一个或几个患儿,再发风险为1/2(　　)
6. 在一般情况下,AD患者多为杂合子,子女再发风险为1/2(　　)

八、选 择 题

A型题

1. 在先证者所患遗传病较严重且难于治疗,再发风险高,但患儿父母又迫切希望有一个健康的孩子的情况下,可运用(　　)
   A. 产前诊断　　　　　B. 遗传咨询　　　　　C. 产前咨询
   D. 婚前咨询　　　　　E. 一般咨询
2. 对一些危害严重、致残的遗传病,目前尚无有效疗法,也不能进行产前诊断,再次生育时的再发风险很高,宜采取的对策(　　)
   A. 遗传咨询　　　　　B. 出生后诊断　　　　C. 人工授精
   D. 不再生育　　　　　E. 药物控制
3. 孕期16~18周时需为胎儿做细胞遗传学检查,应采取(　　)
   A. B型超声扫描　　　B. 绒毛取样　　　　　C. 羊膜穿刺
   D. 胎儿镜检查　　　　E. X线检查
4. 怀疑胎儿为无脑儿,且孕妇有先兆流产的倾向,此时应采取(　　)
   A. B型超声扫描　　　B. 绒毛取样　　　　　C. 羊膜穿刺
   D. 胎儿镜检查　　　　E. 染色体检查

5.一对夫妇婚后生出了严重的常染色体遗传病患儿,或丈夫患严重的常染色体病,或丈夫为染色体易位的携带者,而且生出了遗传病患儿,再次生育时再发风险高,又无产前诊断方法,这时可采取对策(　　)

　　A.人工授精　　　　　B.不再生育　　　　C.冒险再次生育
　　D.产前诊断　　　　　E.借卵怀胎

6.大多数21-三体综合征的发生与母龄呈正相关,即随着母亲年龄增大卵巢开始退化,从而导致卵细胞形成过程中(　　)

　　A.高发染色体不分离之故　　　　　　B.父亲高发染色体不分离之故
　　C.有丝分裂染色体不分离　　　　　　D.将有丝分裂变为无丝分裂
　　E.一个卵细胞与两个精子受精之故

7.用细菌抑制法筛查(　　)

　　A.半乳糖血症　　　　B.甲状腺肿　　　　C.苯丙酮尿症
　　D. G-6-PD　　　　　　E. Gaucher病

8.嗜菌体抗性检测法筛查(　　)

　　A.甲状腺肿　　　　　B.半乳糖血症　　　　C.苯丙酮尿症
　　D. Gaucher病　　　　E. G-6-PD

9.用血斑滤纸的提取液筛查(　　)

　　A.苯丙酮尿症　　　　B.半乳糖血症　　　　C.家族性甲状腺肿
　　D. G-6-PD　　　　　　E. Gaucher病

10.利用羊水细胞和绒毛细胞进行(　　)

　　A.胎儿镜检查　　　　B.染色体核型分析　　　C.超声波检查
　　D.X线摄片检查　　　 E.筛查苯丙酮尿症

11.曾生育过一个或几个遗传病患儿,再生育该病患儿的概率,称为(　　)

　　A.再发风险　　　　　B.患病率　　　　　C.患者
　　D.遗传病　　　　　　E.遗传风险

12.杂合子的显性基因或纯合体中的隐性基因所产生的可检出遗传病百分率称为(　　)

　　A.百分比　　　　　　B.外显率　　　　　C.不完全外显
　　D.半显性遗传　　　　E.完全显性遗传

13.在同一环境中,一种基因型的个体与其他基因型个体相比的生育率,即一个个体能很好地在其周围环境中生存并能将基因传给后代的相对能力称为(　　)

　　A.遗传病　　　　　　B.适合度　　　　　C.生存度
　　D.生殖　　　　　　　E.传代

14.目前可用羊水上清液、羊水细胞、绒毛、脐带血、孕妇外周血中胎儿细胞、孕妇血清和尿液、受精卵、胚胎组织等这些标本进行(　　)

　　A.产前诊断　　　　　B.细胞计数　　　　C.分离有害细胞
　　D.分离母体细胞　　　E.进行产后预测

15.利用孕妇外周血分离胎儿细胞是一项(　　)

　　A.非创伤性产前诊断技术　　　　　　B.创伤性产前诊断技术

C.创伤性很大的产前诊断技术 D.分离母体细胞
E.和脐带穿刺术同类

九、参考答案

填空题

1. 携带者 2. 同种疾病的历史 3. 细胞,生化,基因 4. 避免诱变剂、致畸剂和染色体断裂剂等对人体的遗传危害 5. 肿瘤,糖尿病,精神分裂症,预防,治疗 6. 直接法,间接法
7. 1/36 8. 1/8

是非题

1.F 2.F 3.T 4.F 5.F 6.T

选择题

A 型题

1.A 2.D 3.C 4.C 5.A 6.A 7.A 8.C 9.B 10.C
11.B 12.A 13.C 14.A 15.B

模拟试卷

测试题 1

一、选择题(每题1分,共60分)

A 型题

1. 如果男性患者的女儿全部是患病,儿子却全部正常,该遗传病的遗传方式是( )
   A. AD　　　　　　B. AR　　　　　　C. XD
   D. XR　　　　　　E. Y 连锁遗传

2. 人类正常体细胞有( )
   A. 三个 α 基因,两个 β 基因　　　B. 四个 α 基因,两个 β 基因
   C. 两个 α 基因,四个 β 基因　　　D. 两个 α 基因,两个 β 基因
   E. 以上都不是

3. 近端着丝粒染色体之间通过着丝粒融合而形成的易位称为( )
   A. 单方易位　　　B. 衔接易位　　　C. 罗伯逊易位
   D. 复杂易位　　　E. 易位

4. 以下哪种肿瘤的发生是两次突变的最好依据( )
   A. 视网膜母细胞瘤　　B. 鼻咽癌　　　C. 皮肤癌
   D. 乳腺癌　　　　　　E. 以上都不是

5. 一个正常人如果与短指症(AD)患者的正常同胞婚配,生出患者的概率是
   A. 1　　　　　　B. 1/4　　　　　　C. 2/3
   D. 3/4　　　　　E. 0

6. 正常成人的主要血红蛋白是( )
   A. HbF　　　　　B. HbA_2　　　　C. HbS
   D. HbA　　　　　E. 以上都不是

7. 多基因遗传的遗传基础由多对基因决定,各基因间有下列哪一项特点( )
   A. 共显性,无积累效应　　　　B. 共显性,有积累效应
   C. 不完全显性,无积累效应　　D. 不完全显性,有积累效应
   E. 以上都不是

8. 一种多基因遗传病的群体易患性平均值与阈值相距愈近( )

A.群体易患性平均值越高,群体发病率也越高

B.群体易患性平均值越低,群体发病率也越低

C.群体易患性平均值愈高,群体发病率越低

D.群体易患性平均值愈低,群体发病率迅速降低

E.群体易患性平均值愈低,群体发病率越高

9. 白化病(AR)携带者与白化病人结婚,子女中患者出现的概率是（　　）

　　A. 9/26　　　　B. 1/2　　　　C. 1/4

　　D. 3/8　　　　E. 3/4

10. 如果染色体的数目在二倍体的基础上减少一条则形成（　　）

　　A. 单倍体　　　B. 三倍体　　　C. 单体型

　　D. 三体型　　　E. 四倍体

11. 先天性睾丸发育不全综合征患者的核型是（　　）

　　A. 45,XO

　　B. 47,XX(XY),+21

　　C. 47,XXY

　　D. 45,XX(XY),-14,-21,+t(14;21)(p11;q11)

　　E. 48,XXXX

12. 分析下列系谱的遗传方式（　　）

　　A. AD　　　　B. AR　　　　C. XD

　　D. XR　　　　E. 都不是

13. 分析下列系谱的遗传方式（　　）

　　A. AD　　　　B. AR　　　　C. XD

　　D. XR　　　　E. 都不是

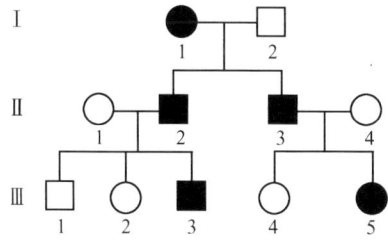
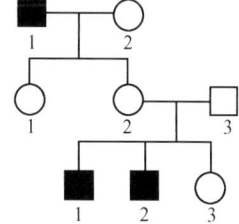

14. 下列碱基转换中,哪组属于转换（　　）

　　A. A↔C　　　B. A↔T　　　C. T↔C

　　D. G↔T　　　E. G↔C

15. 丈夫是红绿色盲(XR),妻子的父亲是红绿色盲,他们生下色盲孩子的机会是（　　）

　　A. 1/2　　　　B. 0　　　　C. 1/4

　　D. 3/4　　　　E. 2/4

16. 检测苯丙氨酸羟化酶活性可确诊以下哪种病（　　）

　　A. 苯丙酮尿症　　B. 白化病　　　C. 糖尿病

D. 半乳糖血症　　　E. 尿黑酸尿症
17. 对胎儿出生前是否患有疾病的诊断称（　　）
    A. 产前诊断　　　B. 症状前诊断　　　C. 基因诊断
    D. 一般诊断　　　E. 特殊诊断
18. 如果父亲的精原细胞在减数分裂中发生性染色体不分离,则可能形成下列哪一种异常个体（　　）
    A. 46,XY　　　B. 47,XXY　　　C. 47,XY,+21
    D. 46,XY,del(2)(q21)　　　E. 都不是
19. HbBart's 胎儿水肿综合征胎儿的基因型为（　　）
    A. α-/--　　　B. --/--　　　C. αα/--
    D. α-/α-　　　E. 都不是
20. 猫叫综合征患者的核型是（　　）
    A. 45,XX,-14,-21,+t(14;21)(p11;q11)
    B. 46,XX,del(5)(p15)
    C. 46,fra X(q27)Y
    D. 46,XX/45,X
    E. 46,XX/47,XXY
21. 对于多基因遗传性状或遗传病,下面哪句话是正确的（　　）
    A. 由一对共显性遗传性状的基因控制
    B. 由一对微效基因控制
    C. 性状的表达只受环境因素影响
    D. 变异在群体中呈连续分布
    E. 都不正确
22. 一般讲哪一时期是研究染色体形态结构的最佳时期（　　）
    A. 间期　　　B. 前期　　　C. 中期
    D. 后期　　　E. 末期
23. 1p32.1 表示（　　）
    A. 1号染色体长臂第32.1条带
    B. 1号染色体q3区2带的第一亚带
    C. 1号染色体p3区2.1带
    D. 1号染色体短臂3区2带的第一亚带
    E. 1号染色体短臂第32.1条带
24. 白化病Ⅰ型患者体内缺乏（　　）
    A. 苯丙氨酸羟化酶　　　B. 半乳糖激酶　　　C. 酪氨酸酶
    D. 精氨酸酶　　　E. G-6-PD
25. 一个个体细胞中含有不同染色体数目的三个细胞系,该个体称为（　　）
    A. 三体型　　　B. 嵌合体　　　C. 非整倍体
    D. 三倍体　　　E. 四倍体

26. 引起镰形细胞贫血的β珠蛋白基因突变类型是（　　）
　　A.移码突变　　　　B.错义突变　　　　C.无义突变
　　D.整码突变　　　　E.终止密码突变
27. 在多基因遗传中，两个极端变异的个体杂交后
　　A.子一代都是中间类型
　　B.子一代会出现少数极端变异个体
　　C.子一代变异范围很广
　　D.子一代都是中间类型,但也存在一定范围的变异
　　E.子一代由于基因的自由组合,存在一定范围的变异
28. 染色体结构畸变的基础是（　　）
　　A.姊妹染色单体交换　B.染色体核内复制　C.染色体断裂
　　D.染色体不分离　　　E.以上都不是
29. 根据ISCN,X染色体属于核型中的（　　）
　　A.D 组　　　　　　B. G 组　　　　　　C. B 组
　　D. A 组　　　　　　E. C 组
30. Down 综合征属于染色体畸变中的（　　）
　　A. 三体型数目畸变　B. 三倍体数目畸变　C. 单体型数目畸变
　　D. 单倍体数目畸变　E.以上都不是
31. 女性核型中C组的染色体是（　　）
　　A. 4 对　　　　　　B. 5 对　　　　　　C. 6 对
　　D. 7 对　　　　　　E. 8 对
32. 某种遗传病患者子女的表现型比为1：2：1时,该病的遗传方式为(　　)
　　A.完全显性遗传　　B.延迟显性遗传　　　C.不规则显性遗传
　　D.不完全显性遗传　E.共显性遗传
33. 如果A、B、C三个基因位于同源染色体的同一位点上,我们把这一组基因叫做（　　）
　　A.等位基因　　　　B.复等位基因　　　　C.非等位基因
　　D.多基因家族　　　E.基因簇
34. 假如双亲的基因型都是Aa,他们子代基因型为Aa的有（　　）
　　A. 1/4　　　　　　B. 2/4　　　　　　　C. 3/4
　　D.全部为Aa　　　　E. 0
35. 外耳道多毛症属于（　　）
　　A. Y 连锁遗传　　　B. X 连锁遗传　　　　C. X 连锁遗传
　　D.常染色体隐性遗传　E.常染色体显性遗传
36. 一个体细胞的全部染色体,按其大小、形态、特征顺序排列所构成的图像称为（　　）
　　A. 组型　　　　　　B. 基因型　　　　　　C. 表现型
　　D. 核型　　　　　　E. 图形
37. 下题系谱中Ⅱ 3的基因型是（　　）

```
        I  ○─┬─□      ○─┬─□
           1   2        3   4
        II □─┬─○  ○─┬─□   ○
           1   2  3   4    5
        III   ●   □   ○   ■
              1   2   3   4
```

A. 显性纯合子　　　　B. 杂合子　　　　C. 隐性纯合子

D. 半合子　　　　　　E. 以上都不对

38．正常女性间期核中可以检测到（　　）

　　A.一个Y小体　　　B.两个X小体　　　C.一个染色质

　　D.两个Y小体　　　E.以上都不对

39．如果子女中没有出现O型血，他们的双亲的血型可能是（　　）

　　A. O×B　　　　　B. A×A　　　　　C. B×B

　　D. O×A　　　　　E. A×AB

40．一个人的核型为45,X0,此人患（　　）

　　A. Down 综合征　　B.先天性卵巢发育不全　　C.先天性睾丸发育不全

　　D.猫叫综合征　　　E.脆性X综合征

41．关于X连锁隐性遗传,下列哪一种说法是错误的（　　）

　　A. 双亲无病时,子女均不会发病

　　B. 有交叉遗传现象

　　C. 女儿有病,父亲也一定是同病患者

　　D. 母亲有病,父亲正常,儿子都是患者,女儿都是携带者

　　E. 都不是

42．下列疾病中不属于多基因遗传病的是（　　）

　　A.精神分裂症　　　B.糖尿病　　　　　C.先天性幽门狭窄

　　D.软骨发育不全　　E.唇裂

43．下列不符合数量性状的变异特点的是（　　）

　　A.一对性状存在着一系列中间过渡类型

　　B.在一个群体中是连续的

　　C.一对性状间差异明显

　　D.分布近似于正态曲线

　　E.以上均不对

44．与苯丙酮尿症不符的临床特征是（　　）

　　A.患者尿液有大量的苯丙氨酸　　　　B.患者尿液有苯丙酮酸

　　C.患者尿液和汗液有特殊臭味　　　　D.患者智力发育低下

　　E.患者的毛发和肤色较浅

45．基因型AABb的个体和Aabb的个体杂交后代不该有的基因型（　　）

　　A. AABb　　　　　B. AaBb　　　　　C. AAbb

D. Aabb   E. AaBB

46. 断裂基因的编码序列称为（ ）
    A. 内含子   B. 外显子   C. 侧翼序列
    D. 启动子   E. 终止子

47. 下列哪一条不符合常染色体隐性遗传的特征（ ）
    A. 致病基因的遗传与性别无关,男女发病机会均等
    B. 系谱中看不到连续遗产现象,常为散发
    C. 患者的双亲常常为携带者
    D. 近亲婚配与随机婚配的发病率均等
    E. 患者的同胞中,患者的数量为1/4,正常个体约为3/4

48. 下列哪一条不符合常染色体显性遗传的特征（ ）
    A. 男女发病机会均等
    B. 系谱中呈连续传递现象
    C. 患者都是纯合体(AA)发病,杂合体(Aa)携带者
    D. 双亲无病时,子女一般不会发病
    E. 患者的同胞约1/2发病

49. 进行产前诊断的指征不包括（ ）
    A. 夫妇任一方有染色体异常
    B. 曾生育过染色体病患儿的孕妇
    C. 夫妇任一方为单基因病患者
    D. 曾生育过单基因病患儿的孕妇
    E. 年龄小于35岁的孕妇

50. 下列哪一项不是18-三体综合征的临床表现
    A. 智力低下伴头面部畸形   B. 智力低下伴生长发育迟缓
    C. 智力低下伴肌张力亢进,特殊握拳姿势   D. 猫叫样哭声
    E. 智力低下,摇椅足

B 型题

  A. AD   B. AR   C. XR
  D. XD   E. Y 连锁遗传

51. 外耳道多毛症的遗传方式为（ ）
52. 进行性肌营养不良的遗传方式为（ ）
53. 苯丙酮尿症的遗传方式为（ ）
54. 抗维生素D性佝偻病的遗传方式为（ ）
55. 慢性进行性舞蹈病的遗传方式为（ ）

  A. 常染色体   B. 性染色体   C. 性染色质
  D. Y 染色质   E. 额外小染色体

56. 人类体细胞内的 1~22 号染色体为（   ）
57. 人类 21 号染色体为（   ）
58. X 染色质和 Y 染色质统称为（   ）
59. X 染色体和 Y 染色体为（   ）
60. 男性细胞中与 Y 染色体数目一致的是（   ）

二、是非题（每题 1 分，共 10 分）

1. 一个精原细胞，经过减数分裂最终形成 4 个遗传物质相同的精子。（   ）
2. 最常用的染色体显带技术是 G 显带技术。（   ）
3. 对生过 21-三体的夫妇来说，只需要检查妻子的染色体就可以了。（   ）
4. 表型正常但带有致病基因的个体是患者。（   ）
5. B 型血的人，其基因型必定是 $I^B I^B$。（   ）
6. 肿瘤的发生涉及许多基因和环境因子。（   ）
7. 数量性状的变异受多对基因的控制，与环境无关。（   ）
8. 脱氧核苷酸之间通过磷酸二酯键连接起来形成 DNA 分子。（   ）
9. Down 综合征患者的主要特征之一是有特殊面容，智力发育不全。（   ）
10. 先天性疾病就是指遗传性疾病。（   ）

三、填空题（每空 1 分，共 10 分）

1. 生殖细胞或卵细胞的遗传物质发生突变所引起的疾病，称为_____具有_____传递的特征。
2. 根据着丝粒位置的不同，人类染色体可分为_____，_____，_____三种类型。
3. 生物体性状的遗传有三个基本规律_____，_____，_____。
4. 一个家系中恶性肿瘤发病率高，发病年龄早，且呈常染色体显性遗传，这种家族称为_____；而一个家族中多个成员患同一类型的肿瘤，则称为_____。

四、简答题（每题 4 分，共 12 分）

1. 根据 ISCN 描述染色体上某一特定带时，需要写明哪些内容？
2. 简述肿瘤发生的二次突变学说。
3. 简述产前诊断的技术。

五、论述题（共 8 分）

一个 O 型血的男子与 B 型血的女子结婚后，其所生子女可能出现哪些血型？用棋盘法表示。

参考答案

一、选择题

1. C   2. B   3. C   4. A   5. E   6. D   7. B   8. A   9. B   10. C
11. C   12. A   13. D   14. C   15. A   16. A   17. A   18. B   19. B   20. B
21. D   22. C   23. C   24. C   25. B   26. B   27. D   28. C   29. E   30. A
31. E   32. D   33. B   34. B   35. A   36. D   37. B   38. C   39. E   40. B
41. A   42. D   43. C   44. A   45. E   46. B   47. D   48. C   49. E   50. D
51. E   52. C   53. B   54. D   55. A   56. A   57. A   58. C   59. B   60. D

二、是非题

1. F   2. T   3. F   4. F   5. F   6. T   7. F   8. T   9. T   10. F

三、填空题

1. 遗传病(1分),垂直(1分)(注:严格按照顺序)
2. 中着丝粒(1分),近中着丝粒(1分),近端着丝粒(1分)(注:没有顺序之分)。
3. 分离定律(1分),自由组合定律(1分),连锁互换定律(1分)(注:没有顺序之分)。
4. 癌家族(1分),家族性癌(1分)(注:严格按照顺序)

四、简答题

1. 答:①染色体序号;(1分) ②臂的符号;(1分) ③区号;(1分) ④带号。(1分)

2. 答:肿瘤发生的二次突变学说认为恶性肿瘤的发生需要至少2次或2次以上的突变。(1分) 遗传性肿瘤的第一次突变发生在生殖细胞(1分),第二次发生在体细胞,发病早,多为双侧性(1分),而非遗传性肿瘤的两次突变均发生在体细胞,所以发病晚些,多为单侧性。(1分)

3. 答:产前诊断又称做宫内诊断,其主要技术包括四类:①用胎儿镜,B型超声扫描,X线检查等方法直接观察胎儿的表型。(1分)②染色体检查。(1分)③生化检查。(1分)④基因诊断。(1分)

五、论述题

答:(1)ii × I^Bi(1分)

精子\卵子	I^B	i
i	I^Bi(1分)	ii(1分)

精子\卵子	I^B	I^B
i	I^Bi	I^Bi(1分)

所生子女可能出现血型为B型和O型。(2分)

测试题 2

一、选择题(每题1分,共60分)

A 型题

1. 在对某种遗传病进行调查时发现,男性患者的女儿全部患病,而其儿子却全部正常,该遗传病的遗传方式是( )
   A. AD   B. AR   C. XD
   D. XR   E. Y 连锁遗传

2. 人类正常个体有( )
   A. 三个α基因,两个β基因   B. 四个α基因,两个β基因
   C. 两个α基因,四个β基因   D. 两个α基因,两个β基因
   E. 以上都不是

3. 进行染色体检查的指征包括( )
   A. 生育过染色体患儿的孕妇   B. 怀疑为半乳糖血症的患儿
   C. 年龄大于35岁的孕妇   D. 原因不明自然流产的妇女
   E. A,C,D

4. 羊膜穿刺的最佳时期是( )
   A. 孕 7~9 周   B. 孕 9~11 周   C. 孕 11~16 周
   D. 孕 16~20 周   E. 以上都不是

5. 绒毛取样的最佳时期( )
   A. 孕 6~7 周   B. 孕 9~11 周   C. 孕 11~16 周
   D. 孕 16~20 周   E. 以上都不是

6. 正常成人的主要血红蛋白是( )
   A. HbF   B. HbA_2 C. HbS
   D. HbA   E. 以上都不是

7. 多基因遗传的遗传基础由多对基因决定,各基因间有下列哪一项特点( )
   A. 共显性,无积累效应   B. 共显性,有积累效应
   C. 不完全显性,无积累效应   D. 不完全显性,有积累效应
   E. 以上都不是

8. 一种多基因遗传病的群体易患性平均值与阈值相距愈近( )
   A. 群体易患性平均值愈高,群体发病率也愈高
   B. 群体易患性平均值愈低,群体发病率也愈低
   C. 群体易患性平均值愈高,群体发病率越低
   D. 群体易患性平均值愈低,群体发病率迅速降低

E. 群体易患性平均值愈低,群体发病率越高

9. 白化病(AR)携带者与白化病人结婚,子女中患者出现的概率是( )
   A. 9/26   B. 1/2   C. 1/4
   D. 3/8   E. 3/4

10. 如果染色体的数目在二倍体的基础上减少一条则形成( )
    A. 单倍体   B. 三倍体   C. 单体型
    D. 三体型   E. 四倍体

11. 先天性睾丸发育不全综合征患者的核型是( )
    A. 45,XO
    B. 47,XX(XY),+21
    C. 47,XXY
    D. 45,XX(XY),-14,-21,+t(14;21)(p11;q11)
    E. 48,XXXX

分析下列系谱的遗传方式。

12. A. AD   B. AR   C. XD   D. XR   E. 都不是( )

13. A. AD   B. AR   C. XD   D. XR   E. 都不是( )

14. 人类染色体分为( )
    A. 3组   B. 5组   C. 7组
    D. 9组   E. 6组

15. 丈夫是红绿色盲(XR),妻子的父亲是红绿色盲,他们生下色盲孩子的机会是( )
    A. 1/2   B. 0   C. 1/4
    D. 3/4   E. 2/4

16. 检测苯丙氨酸羟化酶活性可确诊以下哪种病( )
    A. 苯丙酮尿症   B. 白化病   C. 糖尿病
    D. 半乳糖血症   E. 尿黑酸尿症

17. 对胎儿出生前是否患有疾病的诊断称( )

A. 产前诊断　　　　B. 症状前诊断　　　C. 基因诊断

D. 一般诊断　　　　E. 特殊诊断

18. 如果父亲的精原细胞在减数分裂中发生性染色体不分离,则可能形成下列哪一种异常个体（　　）

    A. 46,XY　　　　　B. 47,XXY　　　　C. 47,XY,+21

    D. 46,XY,del(2)(q21)　　　　　　　E. 都不是

19. HbBart's 胎儿水肿综合征胎儿的基因型为（　　）

    A. α-/--　　　　B. --/--　　　　　C. αα/--

    D. α-/α-　　　　E. 都不是

20. 猫叫综合征患者的核型是（　　）

    A. 45,XX,-14,-21,+t(14;21)(p11;q11)

    B. 46,XX,del(5)(p15)　　　　　　　C. 46,fra X(q27)Y

    D. 46,XX/45,X　　　　　　　　　　E. 46,XX/47,XXY

21. 对于多基因遗传性状或遗传病,下面哪句话是正确的（　　）

    A. 由一对共显性遗传性状的基因控制　　B. 由一对微效基因控制

    C. 性状的表达只受环境因素影响　　　　D. 变异在群体中呈连续分布

    E. 都不正确

22. 一般地讲哪一时期是研究染色体形态结构的最佳时期（　　）

    A.间期　　　　　　B.前期　　　　　　C.中期

    D.后期　　　　　　E.末期

23. 1p32.1 表示（　　）

    A. 1号染色体长臂第32.1条带　　　　B. 1号染色体q3区2带的第一亚带

    C. 1号染色体p3区2.1带　　　　　　D.1号染色体短臂3区2带的第一亚带

    E. 1号染色体短臂第32.1条带

24. 白化病Ⅰ型患者体内缺乏（　　）

    A.苯丙氨酸羟化酶　　B.半乳糖激酶　　　C.酪氨酸酶

    D.精氨酸酶　　　　　E. G-6-PD

25. 一个个体中含有不同染色体数目的三个细胞系,该个体为（　　）

    A.三体型　　　　　B.嵌合体　　　　　C.非整倍体

    D.三倍体　　　　　E.四倍体

26. 近端着丝粒染色体之间通过着丝粒融合而形成的易位称为（　　）

    A.单方易位　　　　B.衔接易位　　　　C.罗伯逊易位

    D.复杂易位　　　　E.都不是

27. 在多基因遗传中,两个极端变异的个体杂交后（　　）

    A.子一代都是中间类型

    B.子一代会出现少数极端变异个体

    C.子一代变异范围很广

    D.子一代都是中间类型,但也存在一定范围的变异

E.子一代由于基因的自由组合,存在一定范围的变异

28.染色体结构畸变的基础是( )
   A.姊妹染色单体交换 B. 染色体核内复制 C. 染色体断裂
   D. 染色体不分离   E.以上都不是

29.根据 ISCN,X 染色体属于核型中( )
   A. A 组   B. B 组   C. C 组
   D. D 组   E. G 组

30.Down 综合征属于染色体畸变中的( )
   A. 三体型数目畸变 B. 三倍体数目畸变 C. 单体型数目畸变
   D. 单倍体数目畸变 E.以上都不是

31.女性 C 组有( )对染色体
   A. 4 对   B. 5 对   C. 6 对
   D. 7 对   E. 8 对

32.引起镰形细胞贫血的 β 珠蛋白基因突变类型是( )
   A.移码突变   B.错义突变   C.无义突变
   D.整码突变   E.终止密码突变

33.如果 A、B、C 三个基因位于同源染色体的同一位点上,我们把这一组基因叫做( )
   A.等位基因   B.复等位基因   C.非等位基因
   D.多基因家族   E.基因簇

34.假如双亲的基因都是 Aa,他们的子代将有( )Aa
   A. 1/4   B. 2/4   C. 3/4
   D.全部为 Aa   E. 0

35.外耳道多毛症属于( )
   A. Y 连锁遗传   B. X 连锁遗传   C.常染色体隐性遗传
   D.常染色体显性遗传   E. 以上都不是

36.减数分裂前期Ⅰ的顺序是( )
   A.细线期—粗线期—合线期—双线期—终变期
   B.细线期—粗线期—双线期—合线期—终变期
   C.细线期—合线期—双线期—粗线期—终变期
   D.细线期—合线期—粗线期—双线期—终变期
   E.细线期—双线期—合线期—粗线期—终变期

37.生殖细胞发生过程中染色体数目减半发生在( )
   A.增殖期   B.生长期   C.变形期
   D.第一次减数分裂期   E.第二次减数分裂期

38.在某医院一天出生了 5 个小孩儿,这 5 个小孩儿为同一性别的概率为
   A. 1/8   B. 1/4   C. 1/16
   D. 1/32   E. 1/64

39. 短指症为显性遗传,现有一男性患者与一正常女性婚后生育了三个孩子,那么一个是短

指,另两个正常指的概率为（　　）

A. 1/2　　　　　B. 1/4　　　　　C. 3/8

D. 5/8　　　　　E. 1/8

40. 14/21罗迫逊易位携带者与正常人婚配,婚后生育了一个男孩,试问此男孩患Down综合征的风险是（　　）

A. 1　　　　　B. 1/2　　　　　C. 1/4

D. 1/3　　　　E. 1/6

41. 关于X连锁隐性遗传,下列哪一种说法是错误的（　　）

A. 双亲无病时,子女均不会发病

B. 有交叉遗传现象

C. 女儿有病,父亲也一定是同病患者

D. 母亲有病,父亲正常,儿子都是患者,女儿都是携带者

E. 都不是

42. 下列疾病中不属于多基因遗传病的是（　　）

A.精神分裂症　　B.糖尿病　　　C.先天性幽门狭窄

D.软骨发育不全　E.唇裂

43. 下列不符合数量性状的变异特点的是（　　）

A.一对性状存在着一系列中间过渡类型　　B.在一个群体中是连续的

C.一对性状间差异明显　　　　　　　　　D.分布近似于正态曲线

E.以上均不对

44. 与苯丙酮尿症不符的临床特征是（　　）

A.患者尿液有大量的苯丙氨酸　　　　　　B.患者尿液有苯丙酮酸

C.患者尿液和汗液有特殊臭味　　　　　　D.患者智力发育低下

E.患者的毛发和肤色较浅

45. 以下哪种描述不正确（　　）

A. 同一肿瘤常常有一个或几个干系

B. 干系是占主导地位的细胞系

C. 旁系是占主导地位的细胞系

D. 干系和旁系在一定条件下可以相互转化

E. 以上都不对

46. 遗传病携带者不包括（　　）

A. 显性遗传病的未外显者　　　　B. 表型尚正常的迟发外显者

C. 染色体平衡易位的个体　　　　D. 隐性遗传病的杂合子

E. 以上都不是

47. 以下哪种不属于非特异性标志染色体（　　）

A. 双微体　　B. 巨大染色体　　C. 巨大近端着丝粒标志染色体

D. Ph染色体　E. 以上都不是

48. 下列哪一条不符合常染色体隐性遗传的特征（　　）

A. 致病基因的遗传与性别无关,男女发病机会均等
B. 系谱中看不到连续遗产现象,常为散发
C. 患者的双亲常常为携带者
D. 近亲婚配与随机婚配的发病率均等
E. 患者的同胞中,患者的数量为1/4,正常个体约为3/4

49. 下列哪一条不符合常染色体显性遗传的特征(　　)
　　A. 男女发病机会均等　　　　　　　B. 系谱中呈连续传递现象
　　C. 患者都是纯合体(AA)发病,杂合体(Aa)携带者
　　D. 双亲无病时,子女一般不会发病　　E. 患者的同胞约1/2发病
50. 进行产前诊断的指征不包括(　　)
　　A. 夫妇任一方有染色体异常　　　　B. 曾生育过染色体病患儿的孕妇
　　C. 夫妇任一方为单基因病患者　　　D. 曾生育过单基因病患儿的孕妇
　　E. 年龄小于35岁的孕妇

B 型题

　　A. 常染色体数目异常　　B. 性染色体数目异常　　C. 常染色体结构异常
　　D. 性染色体结构异常　　E. 都不是

51. 先天愚型患者体内染色体异常属于(　　)
52. Turner 综合征患者体内染色体异常属于(　　)
53. 猫叫综合征患者体内染色体异常属于(　　)
54. 脆性 X 综合征患者体内染色体异常属于(　　)
55. 先天性卵巢发育不全综合征患者体内染色体异常属于(　　)

　　A. 常染色体　　　　　　B. 性染色体　　　　　　C. 性染色质
　　D. Y 染色质　　　　　　E. 额外小染色体

56. 人类体细胞内的 1~22 号染色体为(　　)
57. 人类 21 号染色体为(　　)
58. X 染色质和 Y 染色质统称为(　　)
59. X 染色体和 Y 染色体为(　　)
60. 男性细胞中与 Y 染色体数目一致的是(　　)

二、是非题(每题1分,共10分)

1. 一个初级卵母细胞,经过减数分裂最终形成 4 个卵细胞。(　　)
2. 最常用的染色体显带技术是 G 显带技术。(　　)
3. 核型为 46,XX/45,X0 的人是嵌合体。(　　)
4. 脆性 X 染色体综合征只通过男性携带者传递。(　　)
5. Down 综合征患者的主要特征之一是智力发育不全。(　　)

6. 母亲年龄是影响常染色体异常综合征发生的因素之一。（　　）
7. 带有显性致病基因的杂合子，发育至一定年龄才表现出相应的疾病，称为延迟显性。（　　）
8. DNA 分子的碱基组成为 A、G、C、U。（　　）
9. 体细胞突变只会随细胞的增殖在体细胞中传递而不会直接传递给下代。（　　）
10. 胎儿期主要的血红蛋白为 HbA。（　　）

三、填空题（每空 1 分，共 10 分）

1. 核型是 45，XO 的人患有_____。
2. 一个个体的间期细胞核中，X 染色质为 2，Y 染色质为 2，此人的核型应为_____。
3. 一个 AB 型血型的人与一个 O 型血型的人婚配，其子女中不可能出现的血型是_____。
4. 遗传病包括_____、_____、_____和线粒体遗传病四大类。
5. 孕妇年龄越大，生出 21-三体患儿的可能性也越_____。
6. 一个正常人体细胞中有_____对染色体，其中_____对为男女共有称为_____。

四、简答题（每题 4 分，共 12 分）

1. 遗传性疾病具有哪些特征？
2. 简述常染色体显性遗传（AD）的系谱特点。
3. 整倍体异常发生的机制。

五、论述题（共 8 分）

一个具有 AB 型血的男子与 B 型血的女子结婚后，其所生子女可能出现哪些血型？

参 考 答 案

一、选择题

1. C	2. B	3. E	4. D	5. A	6. D	7. B	8. A	9. B	10. C
11. C	12. A	13. D	14. C	15. A	16. A	17. A	18. B	19. B	20. B
21. D	22. C	23. C	24. C	25. C	26. C	27. D	28. C	29. C	30. A
31. E	32. B	33. B	34. B	35. A	36. D	37. D	38. C	39. C	40. D
41. A	42. D	43. C	44. A	45. C	46. E	47. A	48. D	49. C	50. E
51. A	52. B	53. C	54. D	55. B	56. A	57. A	58. C	59. B	60. D

二、是非题

1. F　2. T　3. T　4. F　5. T　6. T　7. T　8. F　9. T　10. F

三、填空题

1. 先天性卵巢发育不全综合征
2. 49,XXXYY
3. O 和 AB
4. 染色体病,基因病,体细胞遗传病 （注:没有顺序之分）
5. 大
6. 23,22,常染色体 （注:严格按照顺序）

四、简答题

1. 答:具有以下特征:
（1）遗传病具有垂直传递的特征,即遗传病通常可由上代传至下代。但并非所有遗传病家系中都能观察到这种特征,因为有些遗传病患者没有生育能力或者活不到生育年龄。(1分)
（2）遗传病发病的根本原因是生殖细胞或受精卵遗传物质的异常改变,而体细胞遗传物质的异常通常是不能遗传的。(1分)
（3）遗传病往往具有终生性特征。虽然经治疗可以改变疾病的表型特征或改善症状,但修复或纠正异常的遗传物质从而达到根治遗传病,目前难以做到。(1分)
（4）遗传病通常表现出先天性特征,但环境因素有时也可以引起先天性疾病,故并非所有先天性疾病均为遗传病。并且遗传病并不等同于家族性疾病。(1分)

2. 答:(1) 每代都出现患者,可在系谱中看到本病的连续传递。(1分)
（2）患者的双亲中,往往有一个是患者。双亲无病时,子女一般不会病。(1分)
（3）发病没有明显的性别差异,男女发病机会均等。(1分)
（4）同胞中患者的比例约为1/2,但小家系看不到该比例。(1分)

3. 答:(1) 一般认为整倍体异常发生的机制有双雄受精,双雌受精和核内复制。(1分)
（2）双雄受精:两个精子同时进入一个卵子受精可形成三倍体。(1分)
（3）双雌受精:一个二倍体的异常卵子与一个正常精子发生受精形成三倍体。(1分)
（4）核内复制:细胞分裂时,DNA 复制了两次,而细胞只分裂一次,可形成四倍体。(1分)

五、论述题

答:(1) $I^A I^B$ × $I^B i$ (1分)

精子 \ 卵子	I^B	i
I^A	$I^A I^B$	$I^A i$
I^B	$I^B I^B$ (1分)	$I^B i$ (1分)
所生子女可能出现血型为 AB,B,A,(1分)		

(2) $I^A I^B \times I^B I^B$ (1分)

精子＼卵子	I^A	I^B
I^A	$I^A I^B$	$I^A I^B$
I^B	$I^B I^B$(1分)	$I^B I^B$(1分)
所生子女可能出现血型为 AB,B 型血(1分)		

测试题 3

一、选择题(每题1分,共60分)

A 型题

1. 在某医院一天出生了6个小孩儿,这6个小孩儿为同一性别的概率为(　　)
   A. 1/8　　　　　　　B. 1/4　　　　　　　C. 1/16
   D. 1/32　　　　　　 E. 1/64

2. 在形成生殖细胞过程中,非同源染色体可以自由组合,有均等的机会组合到一个生殖细胞中,这是(　　)的细胞学基础
   A.互换定律　　　　　B.分离定律　　　　　C.连锁定律
   D.自由组合定律　　　E.遗传平衡定律

3. 常染色体显性和常染色体隐性遗传的共同特点是(　　)
   A. 男女患病机会均等　　B. 发病率都是1/2　　C. 交叉遗传
   D. 近亲结婚发病风险增高　　　　　　　　　　E. 连续传递

4. 基因型是 AaBb 的个体,生成配子的种类(　　)
   A. 一种　　　　　　　B. 两种　　　　　　　C. 四种
   D. 六种　　　　　　　E. 八种

5. 形成100个卵细胞需要的初级卵母细胞的数目是(　　)
   A. 50 个　　　　　　 B. 100 个　　　　　　C. 200 个
   D. 400 个　　　　　　E. 25 个

6. 染色质和染色体是(　　)
   A.不同物质在细胞周期中不同时期的表现形式
   B.不同物质在细胞周期中同一时期的表现形式
   C.同一物质在细胞周期中同一时期的不同表现形式
   D.同一物质在细胞周期中不同时期两种不同存在形式
   E. 以上都不是

7. 在对某种遗传病进行调查时发现,男性患者的女儿全部患病,而儿子全部正常,该病的遗传方式是(　　)

A. AD   B. AR   C. XD
D. XR   E. Y连锁遗传

8. 一种多基因遗传病的群体易患性平均值与阈值相距越近（　　）
   A.群体易患性平均值越低,群体发病率越高
   B.群体易患性平均值越低,群体发病率也越低
   C.群体易患性平均值越高,群体发病率越低
   D.群体易患性平均值越低,群体发病率迅速降低
   E.群体易患性平均值越高,群体发病率也越高

9. 两个白化病（AR）携带者结婚,子女中患者出现的概率是（　　）
   A. 1/8   B. 1/2   C. 3/8
   D. 1/4   E. 3/4

10. 人类正常个体有（　　）
    A. 三个α基因,两个β基因   B. 四个α基因,两个β基因
    C. 两个α基因,四个β基因   D. 两个α基因,两个β基因
    E. 以上都不是

11. 先天性卵巢发育不全综合征患者的核型是（　　）
    A. 45,XO
    B. 45,XX（XY）,-14,-21,+t（14;21）（p11;q11）
    C. 47,XX（XY）,+21   D. 47,XXY
    E. 48,XXXY

分析下列系谱的遗传方式：

12. A. AD   B. AR   C. XD   D. XR   E. 都不是(　　)

13. A. AD   B. AR   C. XD   D. XR   E. 都不是(　　)

14. 真核细胞能编码氨基酸的是下列的（　　）
    A. 终止子   B. 增强子   C. 内含子
    D. 启动子   E. 外显子

15. 丈夫是红绿色盲（XR）,妻子的父亲是红绿色盲,他们生下色盲孩子的机会是（　　）
    A. 1/2   B. 0   C. 1/4

D. 3/4　　　　　　　　E. 1

16. 检测苯丙氨酸羟化酶活性可确诊以下哪种病（　　）
    A. 苯丙酮尿症　　　B. 白化病　　　　　C. 蚕豆病
    D. 半乳糖血症　　　E. 尿黑酸尿症

17. 同源染色体的分离和非同源染色体自由组合（　　）
    A.同时发生于减数分裂后期Ⅰ和后期Ⅱ
    B.同时发生于减数分裂后期Ⅰ
    C.分离发生于减数分裂后期Ⅰ,自由组合发生于减数分裂后期Ⅱ
    D.分离发生于减数分裂后期Ⅰ,自由组合发生于减数分裂后期Ⅰ和后期Ⅱ
    E.同时发生于减数分裂后期Ⅱ

18. 慢性进行性舞蹈病属常染色体显性遗传病,如果外显率为90%,一个杂合型患者与正常人结婚生下患者的概率为（　　）
    A.50%　　　　　　　B.45%　　　　　　　C.75%
    D.25%　　　　　　　E.100%

19. HbBart's胎儿水肿综合征胎儿的基因型为（　　）
    A. α-/--　　　　　　B. α-/α-　　　　　　C. αα/--
    D. --/--　　　　　　E. αα/-α

20. 猫叫综合征患者的核型是（　　）
    A. 45,X0,　　　　　B. 47,XXY　　　　　C. 46,XX,del(5)(p15)
    D. 46,fra X(q27)Y　E. 46,XX/47,XXY

21. 在80名杂合子(Aa)中,只有60人形成了基因A控制的性状,另外20人未出现相应性状,那么基因A的外显率为（　　）
    A.80%　　　　　　　B.60%　　　　　　　C.20%
    D.75%　　　　　　　E.25%

22. 一对夫妇均是一种AR病携带者,此夫妇连生2个正常孩子的概率是（　　）
    A.1/4　　　　　　　B.3/4　　　　　　　C.4/9
    D.1/16　　　　　　E.9/16

23. 1p32表示（　　）
    A.1号染色体长臂3区2带　　　　　　　B.1号染色体q3区2带的第一亚带
    C.1号染色体p3区2.1带　　　　　　　　D.1号染色体短臂3区2带
    E.1号染色体短臂32.1条带

24. 一个人的基因型是X^dY,该个体可以被称为（　　）
    A.纯合子　　　　　　B.杂合子　　　　　　C.半合子
    D.合子　　　　　　　E.配子

25. Ph染色体是以下哪种肿瘤的特异性标志染色体（　　）
    A.BWK淋巴瘤　　　B.染色体病　　　　　C.慢性粒细胞性白血病
    D.结肠癌　　　　　　E.以上都不是

26. 以下哪个基因是抑癌基因（　　）

A.p53基因　　　　　B.α基因　　　　　C.β基因
D.FMR-1基因　　　　E.以上都不是

27. 以下哪种肿瘤的发生是两次突变说的最好依据（　　）
    A.视网膜母细胞瘤　　B.鼻咽癌　　　　C.皮肤癌
    D.乳腺癌　　　　　　E.以上都不是

28. 若某人核型为46,XX,del(1)(pter→q21),则表明其染色体发生了(　　)
    A.缺失　　　　　　　B.倒位　　　　　C.易位
    D.插入　　　　　　　E. 重复

29. 一对等位基因在杂合状态下,两个基因的作用都完全表现出来称(　　)
    A.从性显性遗传　　　B.不完全显性遗传　　C.不规则显性遗传
    D.延迟显性遗传　　　E.共显性遗传

30. 家族性癌的特点是（　　）
    A.一个家族中癌症患者超过2人　　　　B.一个家族中存在许多类型肿瘤
    C.家族中多个成员患同一类型肿瘤　　　D.一个成员患许多种癌
    E.以上都不是

31. 以下哪种说法是正确的（　　）
    A.一个肿瘤只能有一个干系　　　　　B.一个肿瘤一般不存在干系
    C.一个肿瘤可以有一个干系或几个干系,也可以没有干系
    D.一个肿瘤的干系是维持不变的　　　E.以上都不是

32. 以下哪种肿瘤为遗传性肿瘤（　　）
    A.食管癌　　　　　　B.乳腺癌　　　　C.肺癌
    D.肾母细胞瘤　　　　E.以上都不是

33. 如果A、B、C三个基因位于同源染色体的同一位点上,我们把这一组基因叫做（　　）
    A.等位基因　　　　　B.复等位基因　　C.非等位基因
    D.多基因家族　　　　E.基因簇

34. 一对夫妇表型正常,妻子的弟弟是白化病(AR)患者。如果白化病基因在人群中携带者的频率为1/70,这对夫妇生下白化病患儿的频率是（　　）
    A.1/4　　　　　　　B. 1/420　　　　C. 1/140
    D. 1/280　　　　　　E. 1/840

35. 外耳道多毛症属于（　　）
    A.Y连锁遗传　　　　B.X连锁显性遗传　　C.X连锁隐性遗传
    D.常染色体隐性遗传　E.常染色体显性遗传

36. 某男孩是红绿色盲(XR),他的父母、祖父母、外祖父母色觉都正常,这个男孩的色盲基因是通过哪些人传下来的（　　）
    A. 外祖母→母亲→男孩　　　　　B. 外祖父→母亲→男孩
    C. 祖母→母亲→男孩　　　　　　D. 祖母→父亲→男孩
    E. 以上都不是

37. 成骨不全症的杂合体患者可以同时有骨质脆弱、多发性骨折、蓝色巩膜和耳聋,也可只

有其中一种或两种临床表现,这说明(   )

A.遗传度不同　　　　B.主基因不同　　　　C.外显率不同

D.表现度不同　　　　E.易患性不同

38. 染色体不分离(   )

　　A. 只是指同源染色体不分离　　　　　B. 只发生在有丝分裂过程中

　　C. 只发生在减数分裂过程中　　　　　D. 姊妹染色单体不分离

　　E. 以上都不是

39. 哮喘是一种多基因病,已知其遗传度为80%,某地区群众发病率为0.16%,有一位患病妇女与一正常男子结婚,所生孩子的患病可能性为(   )

　　A. 0.16%　　　　B. 4%　　　　C. $\sqrt{80\%}$

　　D. 0.4%　　　　E. 以上都不是

40. 脆性X染色体综合征的临床表现有(   )

　　A. 习惯性流产

　　B. 满月脸、猫叫样哭声

　　C. 表型男性、乳房发育、小阴茎、隐睾

　　D. 智力低下伴长脸、大耳朵、大下颌、大睾丸

　　E. 通贯手

41. 基因型AABb的个体和Aabb的个体杂交,后代不该有的基因型是(   )

　　A. AABb　　　　B. AaBb　　　　C. AABB

　　D. Aabb　　　　E. 以上都不是

42. 对于多基因遗传性状或遗传病,下面哪句话是不正确的(   )

　　A. 由多对共显性基因控制　　　　　B. 由一对微效基因控制

　　C. 性状的表达受环境因素影响　　　D. 变异个体在群体中呈连续分布

　　E. 基因传递遵循孟德尔定律

43. 下列哪一项不是18-三体综合征的临床表现(   )

　　A.智力低下伴头面部畸形　　　　　B.智力低下伴生长发育迟缓

　　C.智力低下伴肌张力亢进,特殊握拳姿势　　D.猫叫样哭声

　　E.智力低下,摇椅足

44. 关于X连锁隐性遗传,下列哪一种说法是错误的(   )

　　A. 双亲无病时,子女均不会发病

　　B. 有交叉遗传现象

　　C. 女儿有病,父亲也一定是患者

　　D. 母亲有病,父亲正常,儿子都是患者,女儿都是携带者

　　E. 男患者多于女患者

45. 以下对减数分裂的描述中不正确的是(   )

　　A.DNA复制一次细胞分裂两次　　　B.最终产生的子细胞染色体数目减半

　　C.DNA复制一次细胞分裂一次　　　D.出现同源染色体联会现象

　　E.一个亲代细胞最终分裂成四个子细胞

46. 不呈多基因遗传的遗传病是（　　）
    A.精神分裂症　　　　B. 原发性高血压　　　C.畸形
    D. 糖尿病　　　　　　E. 短指症

47. 以下哪种情况不属于遗传携带者（　　）
    A.显性致病基因未显者　　　　　　B. X 连锁隐性基因携带者
    C.平衡易位携带者　　　　　　　　D. X 连锁显性基因杂合子
    E.以上都不是

48. 与苯丙酮尿症不符的临床特征是（　　）
    A.患者尿液有大量的苯丙氨酸　　　B.患者的毛发和肤色较浅
    C.患者尿液和汗液有特殊臭味　　　D.患者智力发育低下
    E. 猿步

49. 关于基因的概念,哪种叙述是错误的（　　）
    A.基因是染色体上占有一定位置的遗传单位
    B.基因是 DNA 分子中储存有遗传信息,具有遗传效应的片段
    C.真核细胞中含有的基因都是具有转录活性的结构基因
    D.基因的表达是通过 DNA 转录、翻译蛋白质的合成,对表型产生一定的影响
    E.基因突变具有多向性,可逆性,有害性和稀有性等特点

50. 以下哪种关于癌家族的描述不正确（　　）
    A.发病率约为 20%　　　B.发病年龄早　　　C.腺癌发病率高
    D.呈常染色体显性遗传　E.恶性肿瘤发病率低

B 型题

　　A.三体型　　　　　　B.多倍体　　　　　　C.单体型
　　D.多体型　　　　　　E.单倍体

51. 在 2n 基础上增加一条造成（　　）
52. 在 2n 基础上减少一条造成（　　）
53. 在二倍体基础上成倍增加造成（　　）
54. 人类生殖细胞染色体数目（　　）
55. 某号染色体有 4 条或四条以上的造成（　　）

　　A. 同义突变　　　　　B. 错义突变　　　　　C. 无义突变
　　D. 终止密码突变　　　E. 移码突变

56. 基因突变后,其编码的多肽链肯定会变短,这种突变方式是（　　）
57. 基因突变后,其编码的多肽链肯定会变长,这种突变方式是（　　）
58. 基因突变后,其编码的多肽链可能变长,也可能会变短,这种突变方式是（　　）
59. 基因突变后,其编码的多肽链长度无变化,但氨基酸组成有变化,这种突变方式是（　　）
60. 基因突变后,其编码的多肽链无突变效应,这种突变方式是（　　）

二、是非题(每题1分,共10分)

1. 一个初级精母细胞,经过减数分裂最终形成4个遗传物质相同的精子。(   )
2. 先天性疾病都是遗传病。(   )
3. 染色体断裂两次后,中间断片颠倒180°后重新接上造成的染色体异常叫做重复。(   )
4. 表型正常但带有一个致病基因的个体是患者。(   )
5. 肿瘤的发生涉及许多基因和环境因子。(   )
6. 红绿色盲是X连锁隐性遗传,男性患者的姊妹一定是携带者。(   )
7. 癌基因与抑癌基因在致癌方式上不同,前者是显性致癌,后者是隐性致癌。(   )
8. 质量性状的变异受多对基因的控制,与环境因素有关。(   )
9. 染色体不分离如发生在减数分裂的第二次分裂不会造成染色体异常。(   )
10. 体细胞突变只会随细胞的增殖在体细胞中传递而不会直接传递给下代。(   )

三、填空题(每空1分,共10分)

1. 唇裂,精神分裂症属于_____性状。
2. 间期核中,X染色质为2,Y染色质为2,核型应为_____。
3. 一个B型血的人与一个O型血的人婚配,其子女中不可能出现的血型是_____。
4. 遗传病包括_____,_____,体细胞遗传病和线粒体遗传病四大类。
5. 神经管缺陷畸形儿的重要诊断指标为_____。
6. 人类染色体畸变包括_____和_____两大类。
7. 多基因遗传病的再发风险与家庭中患者_____以及_____呈正相关。

四、简答题(每题4分,共12分)

1. 21-三体综合征的核型有哪些?主要的临床表现是什么?
2. 遗传性疾病具有哪些特征?
3. 简述常染色体显性遗传(AD)的系谱特点。

五、论述题(共8分)

什么是产前诊断?其主要技术有哪些?

参 考 答 案

一、选择题

1. D   2. D   3. A   4. C   5. B   6. D   7. C   8. E   9. D   10. B
11. A   12. A   13. D   14. E   15. A   16. A   17. B   18. B   19. D   20. C

21．D　22．E　23．D　24．C　25．C　26．A　27．A　28．A　29．E　30．C
31．C　32．D　33．B　34．B　35．A　36．A　37．D　38．E　39．B　40．D
41．C　42．B　43．D　44．A　45．C　46．E　47．D　48．E　49．C　50．E
51．A　52．C　53．B　54．E　55．D　56．C　57．D　58．E　59．B　60．A

二、是非题

1．F　2．F　3．F　4．F　5．T　6．F　7．T　8．F　9．F　10．T

三、填空题

1．数量性状

2．49，XXXYY

3．A和AB

4．染色体病，基因病(注：无顺序之分)

5．乙酰胆碱

6．染色体数目畸变，染色体结构畸变(注：无顺序之分)

7．人数，病情严重程度(注：严格按照顺序)

四、简答题

1．答：该病有三种类型：
   (1) 游离型21三体，其核型分别为：47，XX(XY)，+21；(1分)
   (2) 易位型21三体，46，XX(XY)，-14，+t(14q21q)；(1分)
   (3) 嵌合型21三体，46，XX(XY)/47，XX(XY)，+21；(1分)
   临床表现包括智力低下，特殊面容，手足畸形及特殊的皮肤纹理改变(通贯手)，重要脏器畸形。(1分)

2．答：具有以下特征：
   (1) 遗传病具有垂直传递的特征。(1分)
   (2) 遗传病发病的根本原因是生殖细胞或受精卵遗传物质的异常改变，而体细胞遗传物质的异常通常是不能遗传的。(1分)
   (3) 遗传病往往具有终生性特征。(1分)
   (4) 遗传病通常表现出先天性特征，但环境因素有时也可以引起先天性疾病，故并非所有先天性疾病均为遗传病。并且遗传病并不等同于家族性疾病。(1分)

3．答：(1) 系谱中可见本病的连续传递，即通常连续几代都有患者。(1分)
   (2) 由于致病基因位于常染色体上，因而致病基因的遗传与性别无关，即男女患病的机会均等。(1分)
   (3) 患者的双亲中必有一方为患者，但绝大多数为杂合子，双亲无病时，子女一般不会患病(除非发生新的基因突变)。(1分)
   (4) 患者的同胞中约有1/2的可能为患者。(1分)

五、论述题

答：产前诊断又称做宫内诊断，是通过直接或间接的方法对胎儿是否患有遗传病做出诊断的

过程。(2分)

其主要技术包括四类:第一为直接观察胎儿的表型,常用的方法有胎儿镜、B型超声扫描、X线检查等;(1分)第二为染色体检查;(1分)第三为生化检查;(1分)第四为基因诊断。(1分)

其中第二、三、四类都必须首先通过绒毛取样或羊膜穿刺技术等得到取自胎儿的样本,然后才能继续完成。(2分)

测试题 4

一、选择题(每题1分,共60分)

A 型题

1. 关于 Ph 染色体正确的描述为(　　)
   A. 由于 8 号和 14 号染色体相互易位产生
   B. 由于 9 号和 22 号染色体相互易位产生
   C. 由于 9 号染色体缺失产生
   D. 由于 22 号染色体缺失产生
   E. 以上都不是

2. 选择性流产是预防患儿出生的有效手段,如果丈夫是 X 连锁显性遗传病患者,则应该让(　　)流产
   A. 男胎　　　　B. 女胎　　　　C. 男女胎各一半
   D. 一半男胎　　E. 一半女胎

3. 人类正常个体中 α 和 β 珠蛋白基因数目为(　　)
   A. 三个 α 基因,两个 β 基因　　　B. 四个 α 基因,两个 β 基因
   C. 两个 α 基因,四个 β 基因　　　D. 两个 α 基因,两个 β 基因
   E. 两个 α 基因,三个 β 基因

4. Klinefelter 综合征患者的核型是(　　)
   A. 46,XX,-14,+t(14;21)(p11;q11)
   B. 46,XX,del(5)(p15)　　　　C. 46,fraX(q27)Y
   D. 46,XX/45,X　　　　　　　E. 47,XXY

5. RB 基因是(　　)
   A. 癌基因　　　　B. 抑癌基因　　　　C. 细胞癌基因
   D. 肿瘤转移基因　　E. 以上都不是

6. 哮喘是一种多基因病,已知其遗传度为80%,某地区群众发病率为0.16%,有一位患病妇女与一正常男子结婚,所生孩子的患病可能性为(　　)
   A. 0.16%　　　　B. 4%　　　　C. $\sqrt{80\%}$
   D. 0.4%　　　　E. 以上都不是

7. 46,XY,t(2;5)(q21;q31)表示（　　）

　A.一女性体内发生了染色体的插入

　B. 一男性体内发生了染色体的易位

　C.一女性个体带有易位型的畸变染色体

　D. 一男性个体含有缺失型的畸变染色体

　E. 一男性体内发生了染色体的重复

8. 在多基因遗传中,两个极端变异的个体杂交后（　　）

　A.子1代都是中间类型

　B.子1代会出现少数极端变异个体

　C.子1代变异范围很广

　D. 子1代都是中间类型,但也存在一定范围的变异

　E. 以上都不是

9. 四倍体的形成可能是由于（　　）

　A.双雄受精　　　　B. 双雌受精　　　　C. 核内复制

　D. 不等交换　　　　E. 染色体不分离

10. 人类精子发生的过程中,如果第一次减数分裂时一个初级精母细胞发生了同源染色体的不分离现象,而第二次减数分裂正常进行,则其可形成（　　）

　A.一个异常细胞　　B. 两个异常细胞　　C. 三个异常细胞

　D. 四个异常细胞　　E. 五个异常细胞

11. 脆性X综合征的临床表现有（　　）

　A.习惯性流产

　B. 满月脸、猫叫样哭声

　C. 表型男性、乳房发育、小阴茎、隐睾

　D. 智力低下伴长脸、大耳朵、大下颌、大睾丸

　E. 通贯手

12. 一对夫妇表型正常,妻子的弟弟是白化病(AR)患者。如果白化病基因在人群中携带者的频率为1/70,这对夫妇生下白化病患儿的频率是（　　）

　A.1/4　　　　　　B. 1/420　　　　　C. 1/140

　D. 1/280　　　　　E. 1/840

13. 属于不完全显性的遗传病为（　　）

　A.软骨发育不全　　B. 短指症　　　　　C.多指症

　D.Huntington舞蹈病　　E.早秃

14. 以下哪种产前诊断技术是对母体和胎儿损伤最小的（　　）

　A. 羊膜穿刺术　　　B.绒毛穿刺术　　　C.B超

　D.胎儿镜　　　　　E.以上都不是

15. 在遗传病的预防中最有意义的是（　　）

　A. 产前诊断　　　　B. 基因诊断　　　　C. 症状前诊断

　D. 染色体分析　　　E. 临症诊断

16. 常染色体显性遗传和常染色体隐性遗传的共同点是（　　）
    A.近亲婚配发病风险增高　　　　　　　　B.连续传递
    C.发病与性别无关　　　　　　　　　　　D.交叉遗传
    E.以上都不是

17. 如果在某体细胞中染色体的数目在二倍体的基础上增加一条可形成（　　）
    A.单倍体　　　　B.三倍体　　　　C.单体型
    D.三体型　　　　E.多倍体

18. 14/21易位型携带者与一个正常人婚配,所生子女是易位携带者的比例是（　　）
    A.1　　　　B.1/2　　　　C.1/3
    D.1/4　　　E.1/8

19. 慢性进行性舞蹈病属常染色体显性遗传病,如果外显率为90%,一个杂合型患者与正常人结婚生下患者的概率为（　　）
    A.50%　　　　B.45%　　　　C.75%
    D.25%　　　　E.100%

20. 生物体的某些性状在群体中变异是不连续的,绘制分布曲线时,可形成两个或三个峰,这些性状叫做（　　）
    A.显性性状　　　B.隐性性状　　　C.质量性状
    D.数量性状　　　E.不完全显性性状

21. 绒毛取样的最佳时间是（　　）
    A.孕6~7周　　　B.孕8~16周　　　C.孕16~18周
    D.孕20周　　　E.以上都不是

22. 若某个人核型为46,XX,del(1)(pter→q21)则表明在其体内的染色体发生了（　　）
    A.缺失　　　　B.倒位　　　　C.易位
    D.插入　　　　E.重复

23. 下列核型中,三体型是（　　）
    A.69,XXY　　　B.48,XXXY　　　C.47,XY,+13
    D.45,XO　　　E.92,XXXX

24. 一个人的核型为45,XO,此人患（　　）
    A.Down综合征　　B.先天性睾丸发育不全　　C.先天性卵巢发育不全症
    D.猫叫综合征　　E.脆性X综合征

25. 如果A、B、C三个基因位于同源染色体的同一位点上,我们把这一组基因叫做（　　）
    A.等位基因　　　B.复等位基因　　　C.非等位基因
    D.多基因家族　　E.基因簇

26. 下列碱基转换中,哪组属于转换（　　）
    A. A↔C　　　　B. A↔T　　　　C. C↔T
    D. G↔T　　　　E. G↔C

27. 引起镰形细胞贫血的β珠蛋白基因突变类型是（　　）
    A.移码突变　　　B.错义突变　　　C.无义突变

D.整码突变 　　　　　　　E.终止密码突变

28. 近端着丝粒染色体之间通过着丝粒融合而形成的易位称为（　　）
A.单方易位　　　　B.衔接易位　　　　C.罗伯逊易位
D.复杂易位　　　　E.易位

29. 白化病患者体内缺乏（　　）
A.苯丙氨酸羟化酶　　B.半乳糖激酶　　C.酪氨酸酶
D.精氨酸酶　　　　E.葡萄糖-6-磷酸脱氢酶

30. 白化病(AR)携带者与白化病人结婚，子女中患者出现的概率是（　　）
A. 9/26　　　　B. 1/2　　　　C. 1/4
D. 3/8　　　　E. 3/4

31. 猫叫综合征患者的核型是（　　）
A. 46,XX,-14,+t(14;21)(p11;q11)
B. 46,XX,del(5)(p15)　　　　C. 46,fraX(q27)Y
D. 46,XX/45,X　　　　E. 47,XXY

32. 某基因表达的多肽中，发现一个氨基酸异常，该基因突变的方式是（　　）
A.移码突变　　　　B.整码突变　　　　C.无义突变
D.同义突变　　　　E.错义突变

据图选择33题答案

33. 系谱中 II₃ 的基因型是（　　）
A. 显性纯合子　　　B. 隐性纯合子　　　C. 杂合子
D. 半合子　　　　E. 以上都不是

34. 如果子女中没有出现O型血，他们双亲的血型可能是（　　）
A.A×AB　　　　B.A×A　　　　C.B×B
D.O×A　　　　E.O×B

35. 根据ISCN规定，X染色体属于核型中（　　）
A.D组　　　　B. G组　　　　C. B组
D. A组　　　　E. C组

36. 某种遗传病患者子女的表现型比为1:2:1时，该病的遗传方式为（　　）
A.完全显性遗传　　B.延迟显性遗传　　C.不规则显性遗传
D.共显性遗传　　　E.不完全显性遗传

37. 外耳道多毛症属于（　　）

A. Y 连锁遗传　　　　　B. X 连锁显性遗传　　　C. X 连锁隐性遗传
D. 常染色体隐性遗传　　E. 常染色体显性遗传

38. 在多基因遗传病中,利用 Edward 公式计算患者一级亲属的发病风险时,必须注意公式应用的条件是(　　)
    A. 群体发病率 0.1%~1%,遗传率为 70%~80%
    B. 群体发病率 70%~80%,遗传率为 0.1%~1%
    C. 群体发病率 1%~10%,遗传率为 70%~80%
    D. 群体发病率 70%~80%,遗传率为 1%~10%
    E. 群体发病率 0.1‰~1%,遗传率为 1%~10%

39. 表示倒位的符号是(　　)
    A. del　　　　　　　B. inv　　　　　　　C. t
    D. rob　　　　　　　E. dup

40. 遗传性肿瘤一般以何种方式遗传(　　)
    A. AD　　　　　　　B. AR　　　　　　　C. XD
    D. XR　　　　　　　E. 以上都不是

41. 关于基因的概念,下列哪种叙述是错误的(　　)
    A. 基因是染色体上占有一定位置的遗传单位
    B. 基因是 DNA 分子中储存有遗传信息,具有遗传效应的片段
    C. 真核细胞中含有的基因都是具有转录活性的结构基因
    D. 基因的表达是通过 DNA 转录和控制蛋白质的合成对表型产生一定的影响
    E. 基因突变具有多向性,可逆性,有害性和稀有性等特点

42. 基因型 AABb 的个体和 Aabb 的个体杂交,后代不该有的基因型是(　　)
    A. AABb　　　　　　B. AaBb　　　　　　C. AABB
    D. Aabb　　　　　　E. 以上都不是

43. 下列哪一条不符合常染色体显性遗传的特征(　　)
    A. 男女发病机会均等
    B. 系谱中呈连续传递现象
    C. 患者都是纯合体(AA)发病,杂合体(Aa)是携带者
    D. 双亲无病时,子女一般不会发病
    E. 患者的同胞中约 1/2 发病

44. 下列不符合数量性状的变异特点的是(　　)
    A. 性状间存在着一系列中间过渡类型
    B. 在一个群体中的分布是连续的
    C. 性状间差异明显
    D. 分布近似于正态曲线
    E. 以上均不对

45. 以下哪个基因不是肿瘤抑制基因(　　)
    A. *RB* 基因　　　　　B. *p53* 基因　　　　C. *APC* 基因

D.*H-RAS* 基因　　　　　E.以上都不是

46. 关于 X 连锁隐性遗传,下列哪一种说法是错误的（　　）
    A. 双亲无病时,子女均不会发病
    B. 有交叉遗传现象
    C. 女儿有病,父亲也一定是患者
    D. 母亲有病,父亲正常,儿子都是患者,女儿都是携带者
    E. 男患者多于女患者

47. 下列哪一个关于癌家族的描述不正确（　　）
    A. 发病率约为 20%　　　　　　　　B. 原发性恶性肿瘤发病率高
    C. 发病年龄晚　　　　　　　　　　D. 一般为常染色体显性遗传
    E. 腺癌发病率高

48. 下列疾病中不属于多基因遗传病的是（　　）
    A.精神分裂症　　B. 原发性高血压　　C.唇裂
    D. 糖尿病　　　　E. 短指症

49. 关于染色体在减数分裂过程中的行为,以下哪一项是错误的（　　）
    A.在间期复制　　　B.有交叉现象　　　C.在后期趋向两极
    D.在中期Ⅱ同源染色体配对　　　　E. 以上都不是

50. 与苯丙酮尿症不符的临床特征是（　　）
    A.患者尿液有大量的苯丙氨酸　　　B.患者的毛发和肤色较浅
    C.患者尿液和汗液有特殊臭味　　　D.患者智力发育低下
    E. 猿步

B 型题

A.致病与一对等位基因有关
B.发病与多对微效基因有关
C.致病基因是位于常染色体上的显性基因
D.致病基因是位于 X 染色体上的隐性基因
E.致病基因是位于 X 染色体上的显性基因

51.多基因遗传病（　　）
52.单基因遗传病（　　）
53.X 连锁隐性遗传病（　　）
54.X 连锁显性遗传病（　　）
55.常染色体显性遗传病（　　）

　　A.23　　　　　　　　B.46　　　　　　　　C.69
　　D.92　　　　　　　　E.47

56. 初级卵母细胞中染色体数目为（　　）
57. 初级精母细胞中组成染色体的染色单体数目为（　　）

58. 次级精母细胞的染色体数目为（　　）
59. 减数分裂前期Ⅱ单个细胞含有的染色体数目为（　　）
60. 减数分裂前期Ⅰ细胞含有的染色单体数目为（　　）

二、是非题（每题1分,共10分）

1. 质量性状的变异受多对基因的控制,与环境无关。（　　）
2. B型血的人,其基因型必定是I^BI^B。（　　）
3. 成人期主要的血红蛋白为HbA。（　　）
4. 先天性疾病都是遗传病。（　　）
5. 表型正常但带有致病基因的个体是患者。（　　）
6. Down综合征患者的主要特征之一是智力发育不全。（　　）
7. 染色体断裂两次后,中间断片颠倒180°后重新接上造成的染色体异常叫做重复。（　　）
8. DNA分子的碱基组成为A,G,C,U。（　　）
9. 体细胞突变只会随细胞的增殖在体细胞中传递而不会传递给下代。（　　）
10. 猫叫综合征患者的核型为45,XO。（　　）

三、填空题（每空1分,共10分）

1. 真核生物的基因为＿＿＿＿基因,其编码顺序称为＿＿＿＿,间隔顺序称为＿＿＿＿。
2. 数量性状的遗传基础是两对以上的等位基因,这些基因的遗传方式按＿＿＿＿方式进行,彼此之间是＿＿＿＿,每对基因对多基因性状形成的效应是微小的,但多对基因具有＿＿＿＿效应,形成一个明显的表型性状。
3. 表型正常但带有＿＿＿＿的个体,称为＿＿＿＿,他可以将这个有害基因传给下一代。
4. 生殖细胞或受精卵的遗传物质发生突变所引起的疾病,称为＿＿＿＿,具有＿＿＿＿传递的特征。

四、简答题（每题4分,共12分）

1. 根据ISCN规定,对于一个染色体结构畸变的核型,用简式描述应包含哪些内容？举例说明。
2. 简述AD的系谱特点？
3. 简述Hb Bart's胎儿水肿综合征的遗传机制？

五、问答题（共8分）

假肥大型肌营养不良（DMD）为XR遗传病。现有一表型正常的女子有两个患DMD的舅舅,但她的4个哥哥表型正常,请计算她结婚后如生育男孩,其发病风险为多少？请绘制Bayes表格。

参 考 答 案

一、选择题

1. B   2. B   3. B   4. E   5. B   6. B   7. B   8. D   9. C   10. D
11. D 12. B 13. A 14. C 15. A 16. C 17. D 18. C 19. B 20. C
21. A 22. A 23. C 24. C 25. B 26. C 27. B 28. C 29. C 30. B
31. B 32. E 33. C 34. A 35. E 36. E 37. A 38. A 39. B 40. A
41. C 42. C 43. C 44. C 45. C 46. A 47. C 48. E 49. D 50. A
51. B 52. A 53. D 54. E 55. C 56. B 57. D 58. A 59. A 60. D

二、是非题

1. F 2. F 3. T 4. F 5. F   6. T 7. F 8. F 9. T 10. F

三、填空题

1. 断裂基因,外显子,内含子
2. 孟德尔遗传,共显性,累加效应
3. 致病基因,携带者
4. 遗传病,垂直传递

四、简答题

1. 答:①染色体总数;②性染色体组成;①和②。(1分)③畸变类型的符号;(1分)④受累染色体的序号;⑤断裂点的区带号;④和⑤。(1分)例如:46,XY,t(2;5)(q21;q31)。(1分)

2. 答:(1) 家系中可看到本病的连续传递。(1分)
   (2) 患者的双亲中,必有一方是患者。患者的同胞中约有1/2的可能性是患者。(1分)
   (3) 因为致病基因位于常染色体上所以男女患病机会均等,无性别差异。(1分)
   (4) 双亲无病时,子女一般正常。除了新突变例外。(1分)

3. 答:该病发病于胎儿期,患儿的基因型为α地中海贫血的纯合子,(--/--)。(1分)即两条16号染色体上的4个α球蛋白基因全部缺失或缺陷,不能合成α球蛋白链,(1分)结果,不能生成正常的胎儿血红蛋白HbF($\alpha_2\gamma_2$)。而正常表达的γ球蛋白会自身形成四聚体γ_4(1分),称Hb Bart'sr_4对氧的亲和力极高,在氧分压低的组织中也不易释放氧气,使组织严重缺氧,引发胎儿水肿,可导致胎儿死亡。(1分)

五、问答题

答:先计算此女性的母亲A为携带者的概率。绘制如下Bayes表格:

	A 为携带者 X^AX^a(1分)	A 不为携带者 X^AX^A(1分)
前概率	1/2	1/2(1分)
条件概率	$(1/2)^4$	1 (1分)
联合概率	1/32	1/2(1分)
后概率	1/17	16/17(1分)

以上表格内每行两个概率均写对给(1分)

此女性 B 为携带者的概率 1/17×1/2=1/34(1分)

其儿子发病风险为 1/34×1/2=1/68(1分)

测试题 5

一、选择题(每题 1 分,共 60 分)

A 型题

1. 脆性 X 综合征多发生于(　　)
   A.男性　　　　　　B.女性　　　　　　C.老年人
   D.小孩　　　　　　E.以上都不是

2. 不规则显性是指(　　)
   A.隐性致病基因在杂合状态时不表现出相应的性状
   B.杂合子的表现型介于显性纯合子和隐性纯合子之间
   C.由于环境因素和遗传背景的作用,杂合体中的显性基因未能形成相应的表现型
   D.致病基因突变成正常基因
   E.致病基因丢失,因而表现正常

3. 在一个随机杂交的群体中,有基因遗传的变异范围广泛,大多数个体接近于中间类型,极端变异的个体很少,这些变异的产生是由(　　)
   A.多基因遗传基础和环境因素共同作用的结果
   B.遗传基础的作用大小决定的
   C.环境因素的作用大小决定的
   D.多对基因的分离和自由组合的作用的结果
   E.以上均不对

4. 46,XY,t(2;5)(q21;q31)表示(　　)
   A.某女性体内发生了染色体的插入
   B.某男性体内发生了染色体易位
   C.某男性带有等臂染色体
   D.某正常男性核型

E.某女性个体带有易位型的畸变染色体

5. 染色质和染色体是（　　）
   A.不同物质在细胞周期中不同时期的表现形式
   B.不同物质在细胞周期中同一时期的表现形式
   C.同一物质在细胞周期中同一时期的不同表现形式
   D.同一物质在细胞周期中不同时期两种不同存在形式
   E.以上都不是

6. 预防遗传病发生的最有效手段是（　　）
   A.产前诊断　　　　B.基因诊断　　　　C.遗传咨询
   D.保护环境　　　　E.生育指导

7. 白化病(AR)携带者与白化病人结婚，子女中患者出现的概率是（　　）
   A.9/64　　　　　B.1/2　　　　　　C.1l4
   D.3/8　　　　　　E.2/3

8. Ph 染色体是以下哪种肿瘤中的特异性标志染色体（　　）
   A.BWK 淋巴瘤　　　B.染色体病　　　　C.慢性粒细胞性白血病
   D.结肠癌　　　　　E.以上都不是

9. 多基因病的群体易患阈值与平均值距离越远,则（　　）
   A.个体易患性平均值越高,群体发病率越高
   B.个体易患性平均值越低,群体发病率越低
   C.个体易患性平均值越高,群体发病率越低
   D.个体易患性平均值越低,群体发病率越高
   E.以上均不对

10. 同源染色体的分离和非同源染色体自由组合（　　）
    A.同时发生于减数分裂后期Ⅰ和后期Ⅱ
    B.同时发生于减数分裂后期Ⅰ
    C.同时发生于减数分裂后期Ⅱ
    D.分离发生于减数分裂后期Ⅰ,自由组合发生于减数分裂后期Ⅱ
    E.分离发生于减数分裂后期Ⅰ,自由组合发生于减数分裂后期Ⅰ和后期Ⅱ

11. 以下哪种基因是癌基因（　　）
    A.*RB* 基因　　　　B.*p*53 基因　　　　C.*APC* 基因
    D.*H-RAS* 基因　　E.以上都不是

12. 5p⁻综合征的临床表现有（　　）
    A. 惯性流产
    B. 满月脸,猫叫样哭声
    C. 表现男性乳房发育,小阴茎,隐睾
    D. 身材高大,性格暴躁,常有攻击性行为
    E. 猫叫样哭声,身材高大,有自残行为

13. 慢性进行性舞蹈病属常染色体显性遗传病,如果外显率为90%,一个杂合型患者与正常

人结婚生下患者的概率为（　　）

　　A.50%　　　　　　　　B.45%　　　　　　　　C.75%

　　D.25%　　　　　　　　E.100%

14. 把群体某数量性状变异的分布绘成曲线可以看到（　　）

　　A.曲线存在两个峰　　B.曲线存在一个或两个峰　　C.曲线只有一个峰

　　D.曲线存在两个或三个峰　　　　　　　　　　　　E.曲线存在三个峰

15. 在某医院一天出生了6个小孩儿，这6个小孩儿为同一性别的概率为（　　）

　　A.1/8　　　　　　　　B.1/4　　　　　　　　C.1/16

　　D.1/32　　　　　　　E.1/64

16. 苯丙酮尿症患者体内哪种物质异常增高（　　）

　　A.酪氨酸　　　　　　B.5-羟色胺　　　　　　C.γ-氨基丁酸

　　D.黑色素　　　　　　E.苯丙酮酸

17. 以下关于染色体不稳定综合征的描述，正确的是（　　）

　　A.患者对紫外线不敏感　　B.染色体不易断裂　　C.呈 AD 遗传

　　D.容易转成恶性肿瘤　　　E.以上都不是

18. 下面哪类人需做染色体检查（　　）

　　A.生过一个游离型 21-三体的夫妇

　　B.生过一个易位型 21-三体的夫妇

　　C.生过一个短指(趾)症儿子的夫妇

　　D.生过一个 Bart's 胎儿水肿综合征患儿的夫妇

　　E.以上都不是

19. 成骨不全症的杂合体患者可以同时有骨质脆弱、多发性骨折、蓝色巩膜和耳聋，也可只有其中一种或两种临床表现，这说明（　　）

　　A.遗传度不同　　　　　B.主基因不同　　　　　C.外显率不同

　　D.表现度不同　　　　　E.遗传异质性不同

20. 如果染色体的数目在二倍体的基础上减少一条则形成（　　）

　　A.单倍体　　　　　　　B.三倍体　　　　　　　C.单体型

　　D.三体型　　　　　　　E.多体型

21. 下列遗传病中，呈单基因遗传的是（　　）

　　A.精神分裂症　　　　　B.唇裂　　　　　　　　C.糖尿病

　　D.短指(趾)畸形　　　　E.哮喘

22. 先天性睾丸发育不全综合征患者的核型是（　　）

　　A.45,XO　　　　　　　B.47,XX(XY),+21　　　C.47,XXY

　　D.45,XX(XY),-14,-21,+t(14;21)(p11;q11)　　　E.47,XXX

23. 静止型 α 地中海贫血患者之间婚配，生出轻型 α 地贫患者的可能性是（　　）

　　A.0　　　　　　　　　B.1　　　　　　　　　C.1/2

　　D.1/4　　　　　　　　E.1/8

24. 在多基因遗传中，两个极端变异的个体杂交后（　　）

A.子一代都是中间类型
B.子一代会出现少数极端变异个体
C.子一代变异范围很广
D.子一代都是中间类型,但也存在一定范围的变异
E.子一代由于基因的自由组合,存在一定范围的变异

25. 一个个体中含有不同染色体数目的三个细胞系,该个体为(   )
   A.三体型　　　　　B.嵌合体　　　　　C.非整倍体
   D.三倍体　　　　　E.二倍体

26. 一对夫妇表型正常,婚后生了一个白化病(AR)的儿子,这对夫妇的基因型是(   )
   A.Aa 和 Aa　　　　B.AA 和 Aa　　　　C.aa 和 Aa
   D.aa 和 AA　　　　E.AA 和 AA

27. 一种多基因遗传病的复发风险与(   )
   A.该病的遗传率大小有关,而与一般群体的发病率的大小无关
   B.一般群体的发病率大小有关,而与该病的遗传率大小无关
   C.该病的遗传率和一般群体的发病率的大小有关
   D.该病的遗传率和一般群体的发病率的大小无关
   E.以上都不对

28. 性染色质检查可以对下列哪种疾病进行辅助诊断(   )
   A. Turner 综合征　　B.21-三体综合征　　C.18-三体综合征
   D.苯丙酮尿症　　　　E.地中海贫血

29. 短指症为常染色体显性遗传,现有一男性患者与一正常女性婚后生育了三个孩子,那么他们一个是短指,另两个正常指的概率为(   )
   A.1/2　　　　　　　B.1/4　　　　　　　C.3/8
   D.5/8　　　　　　　E.1/8

30. 14/21罗迫逊易位携带者与正常人婚配,婚后生育了一个男孩,试问此男孩患 Down 综合征的风险是(   )
   A.1　　　　　　　　B.1/2　　　　　　　C.1/4
   D.1/3　　　　　　　E.1/6

31. HbF 的分子结构是(   )
   A.$\alpha_2\beta_2$　　　　　B.$\alpha_2\gamma_2$　　　　　C.$\alpha_2\delta_2$
   D.$\alpha_2\varepsilon_2$　　　　　E.以上均不是

32. 某男孩是红绿色盲(XR),他的父母、祖父母、外祖父母色觉都正常,这个男孩的色盲基因是通过哪些人传下来的(   )
   A.外祖母→母亲→男孩　　　　　　B.外祖父→母亲→男孩
   C.祖父→父亲→男孩　　　　　　　D.祖母→父亲→男孩
   E.以上都不是

33. 一条染色体发生两次断裂后,断片颠倒180℃后断端重接,结果造成(   )
   A.缺失　　　　　　B.倒位　　　　　　C.易位

D.插入　　　　　　　E.重复

34. 断裂基因的编码序列称为（　　）
    A.内含子　　　　　　B.侧翼序列　　　　　　C.启动子
    D.终止子　　　　　　E.外显子

35. 染色体结构畸变的基础是（　　）
    A.姊妹染色单体交换　　B.染色体断裂　　　　　C.染色体核内复制
    D.染色体不分离　　　　E.染色体丢失

36. 父母都是 B 血型，生育了一个 O 血型的孩子，这对夫妇再生孩子的血型可能是（　　）
    A.只能是 B 型　　　　B.只能是 O 型　　　　　C.3/4 是 O 型，1/4 是 B 型
    D.3/4 是 B 型，1/4 是 O 型　　　　　　　　　E.1/2 是 B 型，1/2 是 O 型

37. 在多基因遗传病中，利用 Edward 公式值算患者一级亲属的发病风险时，必须注意公式应用的条件是（　　）
    A.群体发病率 0.1%~1%，遗传率为 70%~80%
    B.群体发病率 70%~80%，遗传率为 0.1%~1%
    C.群体发病率 1%~10%，遗传率为 70%~80%
    D.群体发病率 70%~80%，遗传率为 1%~10%
    E.群体发病率 0.1%~1%，遗传率为 1%~10%

38. 家族性癌的特点是（　　）
    A.一个成员患许多种癌
    B.一个家族中存在许多肿瘤
    C.一家族中多个成员患同一类型肿瘤
    D.一个家族中癌症患者超过 2 人
    E.以上都不是

39. 性染色质检查辅助诊断下列哪种疾病（　　）
    A.常染色体数目畸变　　B.常染色体结构畸变　　C.性染色体数目畸变
    D.性染色体结构畸变　　E.性染色体数目畸变和结构畸变

40. Downs 综合征属于染色体畸变中的（　　）
    A.三体型数目畸变　　　B.三倍体数目畸变　　　C.单体型数目畸变
    D.单倍体数目畸变　　　E.多倍体数目畸变

41. 以下哪种关于癌家族的描述不正确（　　）
    A.发病率高，约为 20%　　B.发病年龄早　　　　C.在一个大家族中
    D.呈常染色体显性遗传　　E.以上都不是

42. 下列几个人类珠蛋白基因中，哪个不能表达出正常的珠蛋白（　　）
    A. α　　　　　　　　B. β　　　　　　　　C. γ
    D. ψβ　　　　　　　E. δ

43. 基因型 AABb 的个体和 Aabb 的个体杂交后代不该有的基因型是（　　）
    A. AABb　　　　　　B. AaBb　　　　　　　C. AABb
    D. Aabb　　　　　　E. AaBB

44. 下列哪一条不符合常染色体隐性遗传的特征（   ）
    A.致病基因的遗传与性别无关,男女发病机会均等
    B.系谱中看不到连续遗传现象,常为散发
    C.患者的双亲往往是携带者
    D.近亲婚配与随机婚配的发病率均等
    E.患者的同胞中,患者的数量为1/4,正常个体约为3/4

45. 下列不属于染色体结构畸变的是（   ）
    A. 缺失   B. 易位   C. 重复
    D. 等臂染色体   E. 单体型

46. 关于X连锁隐性遗传,下列哪一种说法是错误的（   ）
    A.系谱中往往只有男性患者
    B.女儿有病,父亲也一定是同病患者
    C.双亲无病时,子女均不会患病
    D.有交叉遗传现象
    E.母亲有病,父亲正常,儿子都是患者,女儿都是携带者

47. 下列疾病中不是由染色体数目异常引起的为（   ）
    A. Turner 综合征   B. Downs 综合征   C. Klinefelter 综合征
    D. 18-三体综合征   E. 猫叫综合征

48. 下列疾病中不属于多基因遗传病的是（   ）
    A.精神分裂症   B.糖尿病   C.先天性幽门狭窄
    D.软骨发育不全   E.唇裂

49. 进行产前诊断的指征不包括（   ）
    A.夫妇任一方有染色体异常   B.曾生育过染色体病患儿的孕妇
    C.夫妇任一方为单基因病患者   D.曾生育过单基因病患儿的孕妇
    E.年龄小于35岁的孕妇

50. 下列不符合数量性状的变异特点的是（   ）
    A.一对性状存在着一系列中间过渡类型   B.在一个群体中是连续的
    C.一对性状间差异明显   D.分布近似于正态曲线
    E.以上均不对

B 型题

    A. X染色质阴性,Y染色质双阳性
    B. X染色质阳性,Y染色质阴性
    C. X染色质阴性,Y染色质阳性
    D. X染色质阴性,Y染色质阴性
    E. X染色质阳性,Y染色质阳性

51. Turner 综合征(   )
52. Klinefelter 综合征(   )

53. XYY综合征( )
54. 正常女性( )
55. 正常男性( )

    A. 1　　　　　　　B. 1/4　　　　　　　C. 2/3
    D. 3/4　　　　　　　E. 1/16

56. 一对正常夫妇生了一个高度近视(AR)的男孩和一个正常女孩,再生孩子是患者的可能性为( )
57. 一对正常夫妇生了一个高度近视(AR)的男孩和一个正常女孩,这对夫妇均是携带者的可能性为( )
58. 一对正常夫妇生了一个高度近视(AR)的男孩和一个正常女孩,女孩是携带者的概率是( )
59. 一对正常夫妇生了一个高度近视(AR)的男孩和一个正常女孩,这对夫妇若再生两个孩子都是患者的可能性是( )
60. 一对正常夫妇生了一个高度近视(AR)的男孩和一个正常女孩,这对夫妇生育正常孩子的可能性是( )

二、是非题(每题1分,共10分)

1. 地中海贫血主要包括α地贫和β地贫两类。( )
2. 先天性疾病就是指遗传性疾病。( )
3. 核型为46,XX/45,X 的人是三体型个体。( )
4. 红绿色盲是X连锁隐性遗传,男性患者的姊妹一定是携带者。( )
5. 肿瘤的发生涉及许多基因和环境因子。( )
6. 阈值的本质可以看做是在一定环境条件下发病至少所需要的易患性基因数量。( )
7. 基因治疗是最有前途的治疗遗传病的方法,目前还没有开展这方面的工作。( )
8. 染色体数目异常的主要原因是核内复制。( )
9. 人类生殖细胞是通过有丝分裂和减数分裂过程而最终产生的。( )
10. 系谱中不仅包括患病的个体,而且包括所调查家族中全部健康成员。( )

三、填空题(每空1分,共10分)

1. 根据着丝粒位置的不同,可以将人类染色体分为_____、_____和_____3种类型。
2. 数量性状的遗传基础是两对以上的等位基因,这些基因的遗传方式按_____方式进行,彼此之间是_____,每对基因对多基因性状形成的效应是微小的,但多对基因具有_____效应,形成一个明显的表型性状。
3. 根据显性性状的表现特点,显性遗传分_____、_____、不规则显性、延迟显性遗传和从性显性遗传六种类型。
4. 能引起细胞恶性转化的核酸片段,称为_____。

四、简答题(每题4分,共12分)

1. 一个表型正常的女子与一佝偻病男子结婚后所生育的2个女儿均为佝偻病患者,而2个儿子均正常,他们的女儿同正常男子婚配后,所生子女(2男,2女)各有一半患佝偻病。说明该病的遗传方式并写出理由。
2. 根据ISCN描述染色体上某一条特定带时需要写明哪些内容?
3. 估计多基因遗传病发病风险时,应综合考虑哪几方面的情况?请简要回答。

五、论述题(共8分)

21-三体综合征的别名有哪些?有哪些类型?其核型各是什么?主要的临床表现是什么?

参 考 答 案

一、选择题

1. A	2. C	3. A	4. B	5. D	6. C	7. B	8. C	9. B	10. B
11. D	12. B	13. B	14. C	15. D	16. E	17. D	18. B	19. D	20. C
21. D	22. C	23. D	24. D	25. D	26. A	27. C	28. A	29. C	30. D
31. B	32. A	33. D	34. E	35. E	36. D	37. A	38. C	39. C	40. A
41. C	42. D	43. E	44. B	45. E	46. C	47. E	48. D	49. E	50. C
51. D	52. E	53. A	54. B	55. D	56. B	57. A	58. C	59. E	60. D

二、是非题

1. T 2. F 3. F 4. F 5. T   6. T 7. F 8. F 9. T 10. T

三、填空题

1. 中央着丝粒染色体,亚(近)中着丝粒染色体,近端着丝粒染(注:没有顺序之分)
2. 孟德尔遗传,共显性,累加(注:严格按照顺序)
3. 完全显性,不完全显性,共显性(注:严格按照顺序)
4. 癌基因

四、简答题

1. 答:根据以下两点判断该病为XD遗传(2分)
   (1)男性患者的后代中,女儿全患病,儿子均正常。(1分)
   (2)女性患者的后代中,儿女均有患病。(1分)
2. 答:①染色体序号;(1分)②臂的符号;(1分)③区号;(1分)④带号。(1分)

3. 答:首先,应注意亲属级别,随着亲属级别的降低,发病风险呈迅速降低趋势。(1分)第二,要考虑多基因的累加效应,如一对夫妇生育的患儿越多,再次生育时复发风险增高,(1分)如果患儿的病情严重,则再发风险增高。(1分)第三,要注意某种多基因遗传病的发病率是否存在性别差异,如果确有性别差异,则发病率高的性别患者的子女再发风险较低,相反,发病率低的性别患者的子女再发风险较高。(1分)

五、论述题

答:①21-三体综合征也叫做先天愚型(1分),DOWN综合征(1分),是儿科中最为常见的一种常染色体病;②该病有三种类型:游离型21-三体、易位型21-三体和嵌合型21-三体(1分),其核型分别为:47,XX(XY),+21(1分);46,XX(XY),-14,+t(14;21)(p11;q11)(1分)和46,XX(XY)/47,XX(XY),+21(1分);③临床表现:包括智力低下(1分),特殊面容,手足畸形及特殊的皮肤纹理改变(通贯手),重要脏器畸形等。(1分)